ESSAI

SUR

LA PATHOGÉNIE

DES HYDROPISIES

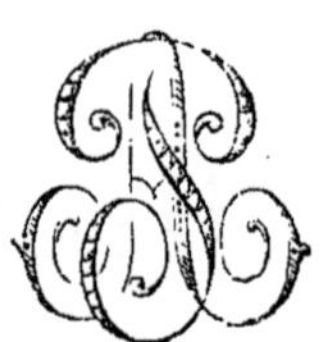

A. Parent. imprimeur de la Faculté de Médecine, rue Mr-le-Prince, 31.

ESSAI

SUR

LA PATHOGÉNIE

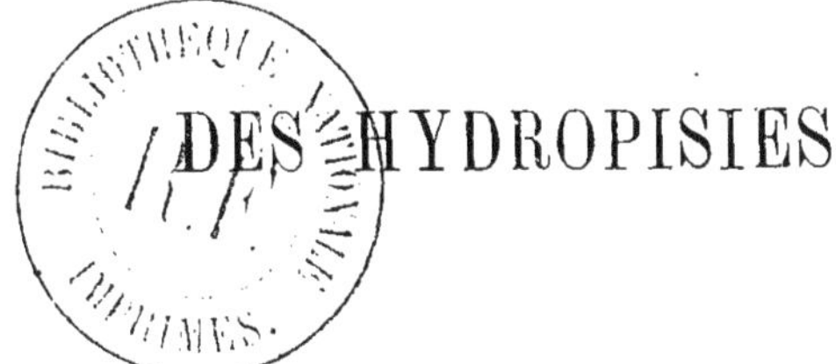

DES HYDROPISIES

PAR

R. ANGULO HEREDIA,

DOCTEUR EN MÉDECINE DE LA FACULTÉ DE PARIS.

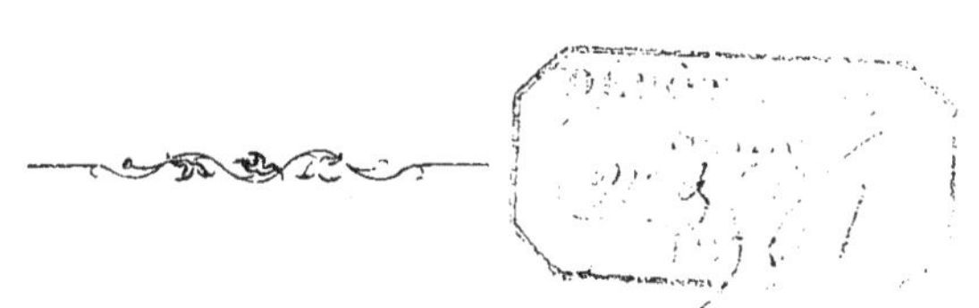

PARIS

A. COCCOZ, LIBRAIRE-ÉDITEUR

30 et 32, rue de l'École de Médecine

—

1874

INTRODUCTION.

Il eût été téméraire de ma part de choisir l'étude
de la pathogénie des hydropisies pour sujet de
thèse, si j'avais eu en vue de publier un travail *in
extenso* sur la matière. Mon but est plus modeste.
Séduit par les vues nouvelles et élevées de M. le professeur G. Sée, qui a bien voulu me prendre constamment sous sa tutelle (ce dont je lui serai toujours reconnaissant), j'ai été tout naturellement
porté à réunir en un faisceau des théories et des
appréciations disséminées dans diverses publica-
tions.

Envisagée à ce point de vue, ma thèse n'est donc
plus une tâche pénible. Il se peut qu'elle ne soit pas à la
hauteur du sujet, mais je ne me puis défendre d'une
véritable satisfaction à la publier en ce jour. Elle
résume les leçons du maître qui m'est cher, et dont
je me suis assimilé, dont j'ai adopté complètement
la manière de voir. Ce n'est pas un travail que je
produis, c'est une dette de cœur que j'accomplis.
J'ai seulement le regret de ne pouvoir la faire comme
je le désire ; qu'on veuille bien m'excuser de mon
insuffisance.

Je ne veux pas dire, par les lignes précédentes, que
cette thèse est tout entière inspirée par M. le pro-

fesseur G. Sée. J'entends prendre la responsabilité de tout ce que je ne lui ai pas attribué, ou de tout ce que je n'aurais pas bien compris. Au cours de l'exposition, j'aurai toujours soin de signaler le nom des auteurs sur lesquels est basée ma dissertation.

Nous avons divisé notre travail en six chapitres : le premier comprendra l'historique de la question ; le second, la définition ; le troisième, la classification ; le quatrième aura trait aux hydropisies mécaniques ; dans le cinquième, nous nous occuperons des hydropisies exosmotiques ; et enfin, dans le sixième, nous étudierons les hydropisies névro-vasculaires.

ESSAI

PATHOGÉNIE DES HYDROPISIES

CHAPITRE PREMIER.

HISTORIQUE.

Les hydropisies étaient connues dès la plus haute antiquité. L'étude de leur pathogénie n'eut rien à gagner sous les divers systèmes qui ont régné en médecine; les doctrines de l'humorisme, du vitalisme et du solidisme, trop exclusives, ne pouvaient répandre que peu de lumière sur ces maladies d'origine multiple. Il faut arriver aux temps modernes pour voir les médecins observer sérieusement les faits, s'appuyer sur des données de l'anatomie pathologique et en déduire des conséquences les plus logiques.

Hippocrate avait déjà mentionné dans ses immortels ouvrages quelques-unes des nombreuses conditions étiologiques des hydropisies : il avait admis des infiltrations provenant des flancs et des lombes, et d'autres déterminées par le foie ; il avait remarqué, en outre, que ces infiltrations séreuses étaient plus fréquentes chez les individus vivant sous une température humide et dans les lieux bas et marécageux. Il avait encore noté, comme causes d'extravasations séreuses, les hémorrhagies répétées, les affections chroniques et les engorgements viscéraux.

Erasistrate, qui eut l'occasion de pratiquer quelques autopsies sur des sujets hydropiques, attribua toutes les hydropisies à l'induration du foie. Pour lui, puisque le sang était empêché d'aller au delà du foie, ses parties les plus aqueuses se répandaient dans tout le corps, et constituaient l'épanchement séreux.

Galien, qui fit des autopsies, et en plus grand nombre, démontra qu'en dehors des engorgements du foie, les maladies des intestins, des poumons, des reins, pouvaient susciter fréquemment les hydropisies ; il avait même parlé d'une altération du sang comme cause d'hydropisies (*vice de sanguification*). Cependant il prétendait que le foie devait être primitivement ou secondairement malade chez les hydropiques ; pour lui le foie, dans toute hydropisie, était affecté d'une *intempérie froide*, laquelle parvenait non-seulement aux veines, mais encore à la substance propre de l'organe.

Bien avant Erasistrate et Galien, Asclépiade établit une division importante au point de vue pratique. Il distingua le premier les hydropisies en *actives* et *passives ;* les actives se produisant rapidement et avec fièvre en général, et les passives, au contraire, lentement et sans aucun mouvement fébrile.

Cependant les idées de Galien, passant chez les Arabes, furent acceptées sans contestation jusqu'au milieu du XVIIe siècle. Il était établi dans la science que les causes pathologiques des hydropisies étaient dues à certaines altérations des viscères ou des fonctions, et que ces epanchemsnts sortaient du sang par suite d'un trouble quelconque apporté à sa circulation ; cependant rien ne le prouvait.

Harvey, par la découverte de la circulation (1619), vint jeter un jour tout nouveau sur le mécanisme des hydropisies. Dès qu'on eut compris le rôle multiple du système veineux, on put se rendre compte de la provenance d'un grand nombre d'hydropisies dont on avait jusqu'alors ignoré le mode de production.

En 1622, Lower, le célèbre médecin anglais, fit les premières expériences sur la production des hydropisies par la ligature des veines. Il lia la veine cave inférieure un peu au-dessous du cœur sur un chien : l'animal était mort au bout de quelques heures, et l'abdomen ayant été ouvert, il aperçut une grande quantité de sérosité, « *exactement comme si le chien eût été affecté d'ascite.* » Lower dit : « Je savais que cet épanchement dépendait de l'obstacle

(1) Tractatus de corde item de motu et colore sanguinis ; editio quarta, p. 81 et 82. Londini, 1680.

mis au passage du sang des artères dans les veines.
car peu de temps auparavant j'avais lié, sur un
chien, les veines jugulaires. En peu d'heures toutes
les parties situées au-dessus de la ligature se tumé-
fièrent considérablement, et le chien mourut au bout
de deux jours comme suffoqué par une angine. Pendant tout ce temps, non-seulement les larmes
coulèrent abondamment, mais il y eut une forte salivation, comme on en voit chez l'homme par l'effet
du mercure. Après la mort de l'animal, je mis à nu
les parties tuméfiées, m'attendant à les trouver gon-
flées par le flux du sang extravasé ; il en fut tout
autrement, je ne vis ni couleur, ni vestige de sang,
mais tous les muscles, toutes les glandes étaient distendus par la sérosité, et transparents ; ce qui prouve
clairement que la constriction des veines, empê-
chant le passage du sang, détermine la sécrétion de
la sérosité. Je laisse à d'autres le soin de juger
combien ces expériences peuvent servir à l'explication de l'ascite et de l'anasarque; je remarquerai
seulement que l'ascite ne provient pas toujours, si
même elle en provient, de la rupture des vaisseaux
lymphatiques. »

Ainsi donc, ces deux faits avaient suffi à Lower
pour formuler d'une manière très-précise une théorie
sur la production des hydropisies, entièrement différente de celle qui avait cours au moment où il
écrivait; attaquant ainsi l'idée d'Aselli, qui croyait
que le liquide épanché était de la lymphe et que

cette lymphe provenait de la rupture des vaisseaux lymphatiques, d'où elle s'échappait.

Cette doctrine de l'œdème par stase sanguine fut sanctionnée par Boerhaave, Hoffmann et Haller, qui l'appuya avec la puissante autorité de son nom. Cependant elle ne fut pas admise par tous les successeurs de Lower. Hodgson (*Treat. of the diseases of arteries and veins;* London, 1815) pense que l'oblitération d'une veine ne saurait produire de l'œdème : il parle de plusieurs cas d'oblitération de la veine fémorale, et même d'un cas où cette veine fut comprise dans une ligature sans aucune suite fâcheuse.

Après les expériences de Bartholin, Morgagni, etc., un grand nombre de médecins, entre lesquels nous devons citer le célèbre Hunter, Sœmmering et Bichat, croyaient que les épanchements séreux avaient pour cause l'obstruction des vaisseaux lymphatiques, la gêne du cours de la lymphe.

On comprit ensuite qu'on ne pouvait invoquer un seul des éléments du problème, les vaisseaux, et les idées se reportèrent sur le liquide nourricier. Sans pouvoir préciser la nature des altérations du sang, Willis, Huxham et Cullen n'en attribuèrent pas moins certaines hydropisies aux modifications de ce liquide, et c'est là ce qui engagea Halles, le premier, à élucider ce point dogmatique par quelques expériences ; il injecta de l'eau dans les veines et produisit une exhalation séreuse abondante.

Morgagni rapporta quelques cas d'hydropisies,

dues à certaines altérations cardiaques. Puis, Corvisart (1806), Burns (1809), Testa (1810), composèrent sur ce chapitre des travaux estimés.

En 1823, M. Bouillaud (1) publia un mémoire célèbre où il reprenait l'idée de Lower et l'appuya sur des observations de malades et sur des autopsies. Dans plusieurs cas d'œdème limité, il trouva la veine correspondante oblitérée, soit par compression d'une tumeur, soit par la formation dans son intérieur d'un caillot obturateur. C'est aussi à M. Bouillaud que revient la gloire d'avoir établi largement la part que prennent les différentes maladies du cœur dans la production des hydropisies.

Peu d'années après, en 1827, Richard Bright fit connaître son premier mémoire sur les relations qui existent entre certaines hydropisies, la présence de l'albumine dans les urines et une altération particulière dans la structure des reins. La théorie rénale fut vivement défendue en France par M. Rayer et ses élèves, et régna pendant quelques années en souveraine presque absolue.

Depuis lors, de nombreux travaux faits en France et à l'étranger ont beaucoup éclairé la question des hydropisies; nous devons citer surtout les travaux de MM. Andral, Gavarret, Becquerel et Rodier, Trousseau, Abeille, G. Sée, Gubler, Besnier, Jaccoud, Vulpian, Béhier, Rathery, etc.

(1) De l'oblitération des veines et de son influence sur la formation des hydropisies partielles; considérations sur les hydropisies passives en général. (*Arch. gén. de méd.*, 1823, t. II.)

Dans tous ces travaux on ne se contente plus d'indiquer d'une manière générale les altérations du sang comme causes des hydropisies ; on veut en préciser le caractère, la nature, par l'examen approfondi de l'albumine, de la fibrine, de leurs transformations réciproques, de la quantité des globules, de l'eau et des sels. A quelques exceptions près, on peut donc avancer que la pathogénie des hydropisies semblait épuisée, quand une voie nouvelle fut tracée par M. Ranvier en 1869.

Dans des expériences bien conduites, il parvint à démontrer que les nerfs vaso-moteurs eux-mêmes pouvaient participer à la production des infiltrations séreuses.

Nous croyons devoir reproduire ici les expériences de M. Ranvier (1) dans tous leurs détails.

« Je refis la deuxième expérience de Lower. Les deux veines jugulaires furent liées à la partie inférieure du cou chez un chien et chez un lapin. Ces animaux ne présentèrent ni écoulement des larmes, ni salivation, ni œdème.

« Je n'ai pas répété la première expérience de l'auteur anglais, parce qu'elle constitue une opération grave qui trouble plusieurs fonctions : la respiration, la circulation du cœur et celle des veines, et que dès lors elle ne peut donner une analyse suffisante.

« Je fis d'abord sur des chiens la ligature de la

(1) Comptes-rendus de l'Académie des sciences, séance du 10 décembre 1869.

veine fémorale, immédiatement au-dessous de l'anneau crural. Aucun œdème ne se montra ni le jour de l'opération, ni les jours suivants. Ces premiers résultats concordent avec ceux que Hodgson (1) observa chez l'homme.

» Je songeai alors à favoriser la production de l'hydropisie en paralysant les nerfs vaso-moteurs. Pour atteindre ce but, je profitai des connaissances que nous avons sur la distribution des nerfs vaso-moteurs depuis la découverte de M. Claude Bernard. Je coupai le nerf sciatique d'un seul côté sur un chien qui avait subi la ligature de la veine cave. *De ce côté survint un œdème considérable, tandis que l'autre membre abdominal en resta indemne.*

«Cette expérience fut reproduite trois fois, et chaque fois elle détermina les mêmes phénomènes. J'ai donc tout lieu de croire que les résultats en sont constants.

« Voici les détails de cette expérience :

« Une incision longitudinale de 6 centimètres est pratiquée dans la région lombaire droite, au niveau des apophyses transverses des vertèbres lombaires. L'aponévrose abdominale et les insertions du muscle carré des lombes sont successivement divisées avec le bistouri. On écarte avec soin, à l'aide des doigts, le feuillet péritonéal, qui, dans cette région, est doublé d'un tissu conjonctif très-lâche, jusqu'à ce que la veine cave apparaisse nettement. Cette veine est alors disséquée et liée au-dessous des veines rénales.

(1) Loc cit.

« La plaie est réunie par une suture.

« On pratique, suivant la méthode classique, la section du nerf sciatique, au niveau de l'ischion.

« Avant la section du nerf sciatique et après la ligature de la veine cave, les membres postérieurs de l'animal étaient devenus froids. Cet abaissement de température est tellement prononcé, que, pour l'apprécier, il n'y a pas besoin de thermomètre ; la main suffit amplement. Ce phénomène est en rapport avec le ralentissement de la circulation qui succède à la ligature de la veine. Après la section du nerf sciatique, la patte correspondante devient chaude, et les vaisseaux sanguins de la peau se remplissent de sang ; ce qui donne à tout le membre paralysé une teinte rosée qui contraste avec la coloration pâle de l'autre membre abdominal. Ce dernier reste froid ; aussi, lorsque, après l'avoir touché, on porte la main sur la patte paralysée, l'élévation de la température de celle-ci paraît très-grande.

« Cette élévation de température survient donc malgré l'obstacle apporté à la circulation par la ligature de la veine cave.

« Une heure après la section du nerf sciatique, il y a déjà du gonflement autour du tendon d'Achille. Au bout de deux heures, les excavations situées en avant de ce tendon sont effacées, et le tissu conjonctif sous-cutané est légèrement infiltré.

« Vingt heures après l'opération, la tuméfaction est si considérable que la portion du membre abdominal comprise entre le genou et le calcanéum est devenue cylindrique.

« Si à ce moment l'animal est sacrifié, on trouve le tissu conjonctif de la patte paralysée infiltré par de la sérosité transparente.

« Chez un chien que j'ai laissé vivre et qui est encore aujourd'hui en observation, un œdème considérable a persisté pendant trois jours ; le quatrième, le gonflement a diminué d'une manière progressive ; le cinquième, il avait presque complètement disparu.

« Ces expériences ont déjà beaucoup de valeur, car, avant la section du nerf sciatique, les deux membres abdominaux se trouvaient dans les mêmes conditions ; donc cette section a joué un rôle important dans la production de l'œdème. Mais le nerf sciatique est un nerf mixte, et l'on a le droit de se demander si, après la section de ce nerf, l'hydropisie a été déterminée par la paralysie des fibres nerveuses vaso-motrices, des motrices volontaires ou des sensitives. Jusqu'ici ces trois hypothèses sont possibles, bien que celle qui repose sur la paralysie des nerfs vaso-moteurs soit la plus probable.

« Pour dégager l'inconnue, j'ai eu recours à la méthode de M. Claude Bernard (1). Sur un chien, auquel je venais de lier la veine cave inférieure, j'ai ouvert le canal vertébral et j'ai coupé, du côté gauche seulement, les trois dernières paires lombaires et les paires sacrées. Le membre abdominal gauche, bien que complètement paralysé du mouvement et du sentiment, ne présente pas d'œdème ;

(1) Loc. cit.

il n'y eut pas non plus de ce côté d'élévation de la
température. Le chien succomba quinze heures
après l'opération. A l'autopsie, on n'observa pas d'infiltration du tissu conjonctif.

« Chez un autre chien, après avoir lié la veine
cave inférieure, on coupa la moelle épinière au-dessus du renflement lombaire. Il y eut une paraplégie
complète. L'animal vécut vingt heures. Le tissu
conjonctif des membres paralysés ne fut pas infiltré.

« Ces deux dernières expériences démontrent que
ce n'est ni la paralysie des nerfs sensitifs, ni celle
des moteurs volontaires, qui, dans les expériences
précédentes, a provoqué l'hydropisie.

« Des faits qui sont exposés dans cette note, il résulte que, chez le chien, la ligature des veines ne
produit pas d'œdème, mais qu'à la suite de l'oblitération des veines, l'hydropisie est produite par la section des nerfs vaso-moteurs. Il en serait probablement de même chez l'homme, et dès lors on comprend
quelle importance prendront ces expériences quand
les médecins les appliqueront à l'étude clinique des
hydropisies. »

Je me permettrai d'ajouter aux réflexions de l'auteur que les résultats de ces expériences rendent, en
effet, parfaitement compte du mode d'apparition
de certaines hydropisies, et même quelquefois de la
formation des hydropisies dans des cas où les causes
mécaniques sembleraient de prime abord seules en
jeu.

En effet, la pathogénie d'une hydropisie est sou-

vent complexe, et on voit plusieurs causes s'asso-
cier pour arriver à déterminer l'infiltration séreuse.
Ainsi, l'œdème des membres inférieurs ne se produit pas au même moment que le rétrécissement
mitral. C'est à la longue, au bout d'un certain temps,
qu'on le voit se manifester; quand il est déjà démontré que le sang ne se vivifie plus aussi bien par le
poumon et ne se reconstitue plus autant par les
fonctions perturbées de l'estomac, du foie, de la rate
et de l'intestin, quand les forces du malade, par
conséquent, sont affaissées, que la vie est enrayée,
que les nerfs vaso-moteurs, qui en sont en quelque
sorte les stimulants naturels, ont perdu le ressort
nécessaire aux grandes fonctions qu'ils président et
entretiennent.

Ainsi, voilà donc toute la route parcourue. C'est
à la gêne de la circulation centrale ou veineuse, aux
altérations du sang, aux troubles fonctionnels des
nerfs vaso-moteurs, qu'il faut attribuer les hydropisies.

Nous verrons plus loin comment ces causes s'iso-
lent quelquefois, comment elles s'associent le plus
souvent pour arriver à déterminer la transsudation
du sérum du sang à travers les parois vasculaires.

CHAPITRE II.

DÉFINITION.

On définit généralement les *hydropisies* (de ὕδωρ, eau, et ὄψις, aspect), tout épanchement de sérosité dans une cavité quelconque du corps ou dans le tissu cellulaire. Quand l'infiltration est généralisée, l'épanchement prend le nom d'*anasarque ;* quand il est limité, le nom d'*œdème.*

Cette définition est incomplète, car les épanchements qui sont la suite de l'inflammation des séreuses seraient des hydropisies, interprétation que nous ne pouvons pas admettre. Nous la remplacerons par celle de M. le professeur G. Sée : *L'hydropisie est un processus non-inflammatoire, c'est-à-dire sans néoplasie, constitué par l'accumulation dans les cavités naturelles ou dans les interstices du tissu conjonctif d'un liquide ordinairement séreux, rarement séro-fibrineux.* Cette définition renferme donc trois conditions nécessaires pour caractériser une hydropisie, c'est-à-dire : 1° *son siége dans les cavités naturelles et dans les interstices du tissu cellulaire ;* 2° *la nature du liquide ;* 3° *l'absence d'inflammation.*

1° *Siége.* — Nous excluons du cadre des véritables hydropisies les épanchements de sérosité dans les cavités muqueuses. M. Ray. dans la première édition du *Dictionnaire de médecine* (en 30 volumes) a émis l'opinion qu'il fallait éliminer du cercle des hydropisies, toutes les accumulations de liquide dans les organes tapissés par des membranes muqueuses et dans les kystes, et réserver cette appellation aux seuls épanchements dans les mailles du tissu cellulaire et dans les cavités séreuses et articulaires. M. Littré, dans l'article *Hydropisie* de ce même dictionnaire (seconde édition), se range complètement à son avis. En effet, une maladie du cœur qui détermine une infiltration de sérosité dans le tissu cellulaire et une ascite ne détermine ni une hydropisie de l'estomac, ni une hydropisie de l'utérus ; et à leur tour, ni l'une ni l'autre de ces affections n'exercent leur influence sur l'épanchement de sérosité, soit dans le tissu cellulaire, soit dans les membranes séreuses. De même pour les kystes, qui ont été parfois classés parmi les hydropisies ; rien de ce qui concerne la pathologie générale des hydropisies n'est commun avec la formation de ces poches accidentelles.

Ainsi l'hydronéphrose n'est pas pour nous une hydropisie des voies urinaires ; en effet, c'est simplement une accumulation de l'urine dans les calices, les bassinets, etc., ayant pour cause un obstacle mécanique apporté à l'écoulement de l'urine ; une cause purement locale. Il en est de même de l'épanchement de sérosité dans le sinus maxillaire, dans l'oreille interne, dans l'utérus, etc.

Au contraire, les épanchements qui se font dans les cavités séreuses, sans qu'il y ait inflammation des membranes qui les constituent, sont de véritables hydropisies. Les membranes séreuses ont avec le tissu cellulaire des ressemblances anatomiques et pathologiques, et dans un bon nombre d'affections, les hydropisies du tissu cellulaire sont liées aux hydropisies des membranes séreuses par des relations pathologiques que démontre l'observation journalière. Dans les maladies du cœur, dans la maladie de Bright, on voit l'hydropisie, qui commence par les extrémités inférieures ou par la face, envahir non-seulement le tissu cellulaire sous-cutané, mais encore gagner le péritoine pour constituer une ascite, ou la plèvre pour déterminer un hydrothorax.

Nous excluons du cadre des hydropisies les hydarthroses; l'hydarthrose chronique succède en général à l'hydarthrose aiguë et reconnaît par conséquent les mêmes causes que celle-ci; c'est-à-dire, que tantôt elle est le résultat d'un traumatisme ou d'un travail phlegmasique développé par une marche forcée, un exercice violent et continu, une entorse, la présence de corps étrangers articulaires, et que tantôt elle naît spontanément ou sous l'influence du froid humide, chez des sujets à constitution lymphatique ou prédisposés aux rhumatismes.

Dans certains cas, d'ailleurs assez rares, on trouve l'hydarthrose en même temps qu'une autre hydropisie, l'œdème d'un membre par exemple, et souvent il est difficile de déterminer s'il existe une cause générale produisant simultanément ces deux épanchements, ou s'il ne s'agit que d'une simple coïncidence.

En outre, au point de vue de l'anatomie pathologique, il résulte des faits rapportés par Dupuytren, Bonnet et Richet, que la membrane synoviale, dans les articulations atteintes d'hydarthrose, est plus ou moins gonflée, plus ou moins rouge, vascularisée, surtout dans les replis qu'elle forme; sa surface interne présente, dans certains cas, des houppes vasculaires, résistantes, flottant dans la synovie. Le tissu cellulaire ambiant est souvent induré, comme la synoviale elle-même qui a contracté des adhérences avec lui. A cette description on reconnaît le résultat d'une phlegmasie chronique, d'une inflammation bien évidente. ˙

Nous devons rapprocher, à ce point de vue, l'*hydrocèle* de l'hydarthrose. L'infiltration de sérosité dans le tissu cellulaire sous-scrotal, et qui est connue sous le nom d'*hydrocèle par infiltration*, ou l'*œdème du scrotum*, est une véritable hydropisie et qui se montre le plus souvent chez des individus atteints d'anasarque, et alors c'est un phénomène de peu d'importance en comparaison de la maladie générale : aussi, ce n'est pas un véritable hydrocèle à proprement parler. Les autres variétés d'hydrocèle, ainsi que l'hydarthrose, ne sont pas des hydropisies.

Comme nous l'avons dit plus haut, l'accumulation de sérosité peut se faire non-seulement dans le tissu cellulaire sous-cutané mais aussi dans le tissu cellulaire interstitiel; on peut considérer comme une véritable hydropisie l'œdème de la glotte, qui, d'abord limité à cet organe, peut, à la suite de certaines maladies, comme la scarlatine par exemple, être le point de départ d'une hydropisie générale. Il en est de même de l'œdème du poumon qui se fait dans le tissu conjonctif du parenchyme : c'est une véritable hydropisie.

2° *Nature du liquide.* — La deuxième condition nécessaire pour caractériser une hydropisie est, d'après notre définition, la nature du liquide.

Le plus ordinairement ce liquide est séreux ; c'est, en effet, la partie séreuse du sang qui passe à travers les vaisseaux. Mais dans ce passage, qui n'est pas une simple filtration comme nous le verrons plus loin, ce liquide subit de grandes modifications.

Le *liquide hydropique* est incolore ou légèrement jaunâtre, clair et transparent, d'une saveur fade ou un peu salée, alcalin ou quelquefois faiblement acide, et d'un poids spécifique moindre que celui du sang et qui varie entre 1.002 et 1.012 (Marcet).

Dans quelques cas, la sérosité épanchée est teinte en rouge par la matière colorante du sang et peut même être mélangée à une quantité plus ou moins grande de ce fluide.

La quantité du liquide varie beaucoup suivant les cas ; on l'a vue s'élever jusqu'à 10, 20 et 30 kilogr., et on dit même avoir retiré jusqu'à 50 kilogr. de sérosité (?).

La quantité d'eau varie considérablement avec les

diverses hydropisies ; elle y entre dans une proportion beaucoup plus considérable que dans le sérum
du sang : dans ce dernier il n'y a que 907 parties
pour 1000, tandis que dans le liquide hydropique le
chiffre varie entre 986 et 930 comme maximum et
minimum. Cette quantité d'eau varie, comme nous
venons de le dire, dans les différentes espèces d'hydropisies. Ainsi, pour 1000 parties de liquide, il y a
dans l'anasarque 930 parties d'eau ; dans l'hydrocéphalie, 986 ; dans l'hydrothorax, 940 ; etc.

La quantité de l'albumine varie aussi dans les
diverses espèces d'hydropisies, mais sans atteindre
jamais de si fortes proportions que dans le sang. En
effet, l'hydrothorax, qui en contient le plus, n'en
contient que 10 pour 1000 ; l'hydropéricarde, 7 pour
1000 ; l'ascite et l'anasarque, de 2 à 3 pour 1000, et
enfin l'hydrocéphalie, 0,25 seulement. On a donné
récemment des chiffres beaucoup plus élevés ; ainsi
l'anasarque contiendrait 62 pour 1000 d'albumine :
l'ascite, 49 ; l'hydrothorax, 53 ; et l'hydropéricarde,
40. Nous croyons que ces chiffres ont besoin d'être
vérifiés.

Ajoutons que la richesse en albumine augmente
avec l'âge de l'épanchement, parce qu'une portion
de l'eau et des sels est reprise par absorption ; ces
modifications ultérieures du liquide se rattachent à
un principe qui ne doit pas être perdu de vue ; les
transsudats hydropiques ne restent pas étrangers
aux mouvements organiques, ils en suivent les os-
cillations, et leur composition initiale est fréquem-

ment changée par une résorption fragmentée ou une exosmose nouvelle (Jaccoud).

On trouve, en outre, dans la sérosité des hydropisies, presque tous les sels que contient la masse sanguine : on a constaté la présence de chlorhydrates de soude et de potasse, les sulfates des mêmes bases, des phosphates de soude et de chaux; du carbonate et du chlorure de sodium; des lactates alcalins, etc. On y a signalé de l'urée et des urates dans les cas où l'hydropisie était due à une affection rénale. D'après M. Marcet, il y aurait également une matière animale particulière, muco-extractive, incoagulable par la chaleur, mais soluble dans l'eau.

Le tableau ci-joint, que nous empruntons au livre de M. le professeur Robin (1), résume les données analytiques touchant la composition de la sérosité des œdèmes.

SÉROSITÉ DES OEDÈMES.

Principes de la première classe.

Eau..........................	993 à 976
Chlorure de sodium...............	1 à 7
Carbonate de soude................ }	
Phosphates de soude et de chaux..... }	1 à 8

Principes de la deuxième classe.

Lactates alcalins................... }	
Urée et urates................ .... }	2 à 3
Cholestérine (traces	non dosée
Séroline et corps gras..............	traces à 5

Principes de la troisième classe.

Albumine..........................	5 à 7
Matières colorantes parfois..........	traces.

(1) Leçons sur les humeurs normales et morbides du corps de l'homme, par Ch. Robin. Paris, 1867.

3⁰ La troisième condition qui caractérise les hydropisies est l'*absence d'inflammation*.

On a signalé la présence d'une certaine quantité de fibrine dans quelques cas dans le liquide hydropique : le fait est incontestable; mais il a provoqué quelques discussions. MM. Andral, Becquerel et Rodier n'admettent pas le passage de la fibrine dans la simple transsudation ; pour eux la présence de ce principe dans le liquide serait le moyen de distinguer une hydropisie par inflammation, quand même tous les signes propres à cet état morbide auraient manqué sur le malade.

Cette opinion a été soutenue par Virchow, qui dit : « Il n'existe aucun fait prouvant la possibilité de l'épanchement des substances fibrineuses du sang, d'exsudation dans le parenchyne, ni à la surface des organes lorsque la tension du sang est augmentée, ou bien lorsque les conditions du courant sanguin sont changées. On croit, en général, que l'exsudation fibrineuse se modifie suivant que la pression du courant sanguin est plus ou moins forte. Nous ne pensons pas que la seule altération du courant sanguin *suffise* pour provoquer l'épanchement, et, à notre connaissance, il n'existe aucune expérience concluant à l'appui de cette allégation : nul n'a jamais pu, en modifiant seulement le cours du sang, faire transsuder directement la fibrine et causer un processus inflammatoire. On peut produire des troubles les plus notables de la circulation, provoquer expérimentalement la transsudation d'une énorme quantité de liquide séreux, mais jamais on ne produira cette exsudation particulière que l'irritation de certains tissus provoque si aisément. »

Quelques auteurs pensent donc que, du moment où le liquide hydropique contient de la fibrine, on n'a plus affaire à une hydropisie, mais bien à une inflammation, et que cette fibrine peut s'organiser. C'est la théorie des blastèmes, admise par Hunter, et aussi par Rokitansky et par M. Robin. M. le professeur G. Sée la repousse absolument : il n'admet pas d'inflammation sans néoplasie, et celle-ci fait défaut dans l'hydropisie.

Nous croyons que des conditions de pression extraordinaire doivent suffire pour amener l'épanchement de substances fibrineuses. Nous nous appuyons sur une expérience physiologique très-importante, et qui donne raison à cette manière de voir. L'expérience consiste à lier l'artère d'un rein chez un animal vivant, pour augmenter ainsi la pression du rein opposé. Dans ces conditions, on voit transsuder l'albumine ; mais, si l'on augmente cette tension en liant la veine du même côté, la fibrine filtrera à son tour à travers les capillaires rénaux. (Robin, Lehmann.) Ainsi, nous devons admettre, avec M. le professeur G. Sée, que la présence de la fibrine dans le liquide hydropique s'explique par ce fait que ce liquide, en filtrant à travers les vaisseaux, emporte une quantité plus ou moins considérable du plasma du sang. D'ailleurs, la présence d'une matière coagulée dans le liquide épanché ne nous semble pas une condition suffisante pour caractériser une inflammation. Pour admettre cette hypothèse, il faudrait qu'il se fît, dans le liquide, une néoplasie ; or, si l'on y trouve parfois quelques globules blancs, une augmentation de pression dans les vaisseaux peut très-bien expliquer le passage de ces globules à travers les parois, et cette augmentation de pression a toujours lieu dans l'hydropisie.

M. Ranvier, qui a signalé la présence de leucocytes dans le liquide hydropique (1), a prouvé que ce n'est pas un indice d'inflammation, de même qu'ils ne seraient pas un argument en faveur de la rupture des lymphatiques dans l'œdème, ni de leurs terminaisons dans le tissu cellulaire par une bouche ouverte.

M. Onimus avait déjà cherché à prouver que l'inflammation n'était pas une condition indispensable de la genèse des leucocytes. Il introduit sous la peau d'un lapin des petits sacs en baudruche remplis de la sérosité de vésicatoires, bien filtrée : douze heures après, il remarquait déjà l'apparition de quelques rares leucocytes au sein du liquide : leur nombre augmenta si rapidement ensuite que, trente-six heures après, la sérosité était blanche et laiteuse et tout à fait analogue à de la lymphe (2).

Ainsi, il nous semble parfaitement démontré que

(1) Bulletin de l'Académie des sciences, 21 juin 1869 et 10 juillet 1871.

(2) Article *Leucocyte* du Dictionnaire encyclopédique.

la présence de la fibrine ou de leucocytes dans le liquide hydropique n'est pas une preuve d'inflammation. On doit donc éliminer des hydropisies l'épanchement caractéristique de l'inflammation des membranes séreuses *(hydro-phlegmasies)*, qui se distinguent essentiellement des hydropisies par leurs causes, leur nature, leur marche et leur traitement, et n'ont véritablement de commun avec les hydropisies que quelques signes physiques d'après lesquels il serait peu rationnel d'établir un rapprochement nosologique. La composition du liquide épanché n'est pas moins essentiellement différente. La présence de produits néoplasiques dans le liquide des hydrophlegmasies suffit pour établir très-nettement la distinction et la limite qui séparent l'épanchement inflammatoire de la véritable hydropisie.

CHAPITRE III.

CLASSIFICATION ET DIVISION DES HYDROPISIES.

De tout temps on a cherché à établir, dans l'étude des hydropisies, un certain nombre de divisions ; ainsi nous voyons les Grecs les diviser d'après le siége de l'épanchement, admettant une *hydropisie générale*, ὕδερος, une *hydropisie ascite*, ασχίος ou παρεγγυσίς, etc.

Asclépiade les divisa en aiguës et chroniques, en se plaçant au point de vue du traitement. Puis on distingua les hydropisies en *chaudes* et *froides ;* en *pléthorique* et *anémique ; fébrile* et *non fébrile ;* en *sthénique* et *asthénique;* et enfin en *actives* et *passives.*

Cette division des hydropisies en actives et passives a régné longtemps, et, de nos jours, on la trouve encore dans quelques auteurs de pathologie. On attribuait les premières à un accroissement d'ac·tion des vaisseaux exhalants, d'où il résultait la production d'une quantité surabondante de sérosité ; on les considérait simples ou parfois liées à un état inflammatoire et exigeant alors un traitement anti-phlogistique ; elles guérissaient souvent. On attribuait les *hydropisies passives* à l'atonie des absorbants, qui, ne remplissant pas leurs fonctions avec l'énergie normale, laissaient s'accumuler les produits de l'exhalation séreuse ; ces hydropisies étaient graves, persistantes, sans tendances à la guérison, et ayant en général une terminaison funeste. Aujourd'hui, ceux qui admettent cette division croient qu'il ne s'agit dans les hydropisies actives que d'une modification particulière des fonctions d'exhalation propres aux membranes séreuses, que l'on désigne sous le nom d'*irritation sécrétoire* (Bichat, Dupuytren, Marandelle, Bréchet, Bouillaud), et qui implique, par conséquent, un excès de vitalité, un surcroît d'action. Aussi on entend aujourd'hui par *hydropisies passives* celles qui sont le résultat d'un obstacle au cours du sang ou du défaut d'absorption de la sérosité produite. Nous rejetons cette division, car elle est loin d'embrasser toutes les formes d'hydropisies ; d'ailleurs il y en a qui, étant considérées comme actives les premiers jours, deviennent passives au bout de quarante-huit heures.

Les hydropisies ont encore été divisées en *idiopathiques* ou *essentielles*, et en *symptomatiques*. Les travaux incessants de l'anatomie pathologique tendent à réduire de jour en jour le nombre des hydropisies dites idiopathiques ou essentielles, et tellement que nous ne croyons pas qu'il soit permis aujourd'hui de continuer à en faire une classe à part.

Blackal (1) établit une division dans les hydropisies sans analogue dans les classifications anciennes.

(1) Observations on the nature and cure of dropsies. London, 1813, in-8, analysé dans *Journ. univ. des sc. méd.*, t. XV, p. 160.

Il en fit deux grandes classes : 1° *celles à urine coagulable*, et 2° *celles à urine non coagulable*. Cette division, très-importante au point de vue pratique, est cependant très-incomplète; la première classe est logique et comprend les hydropisies liées aux lésions rénales; mais, dans la seconde, on trouve réunies, les unes à côté des autres, des hydropisies ayant une origine et des causes fort différentes.

Les auteurs du *Compendium de médecine* ont proposé une division se basant sur la connaissance des causes des hydropisies; ils en font trois grandes classes :

1° *Hydropisies par altération des solides;*

2° *Hydropisies par altération du sang;*

3° *Hydropisies dites incertæ sedis.*

Ils divisent la *première classe* en *cinq ordres:*

1° Hydropisies déterminées par une affection aiguë ou chronique de la membrane séreuse, siége de l'épanchement;

2° Hydropisies par obstacles à la circulation veineuse;

3° Hydropisies produites par une altération pathologique survenue dans la structure de la peau, telle que rougeole, scarlatine, etc. ;

4° Hydropisies supplémentaires produites par la suppression d'une sécrétion normale ou anormale ;

5° Hydropisies par répétition sympathique de l'inflammation.

Nous croyons qu'on peut, avec M. Abeille (1), leur

(1) Traité des hydropisies et des kystes. Paris, 1852.

reprocher d'avoir trop multiplié leurs ordres, et, ce qui paraît moins justifiable, c'est d'avoir établi des espèces distinctes là où ils n'auraient dû voir que le résultat d'un seul et même processus morbide.

Nous ne pouvons pas admettre leur premier ordre d'hydropisies déterminées par une affection aiguë ou chronique des membranes séreuses; nous n'admettons pas les inflammations des séreuses dans les hydropisies, et nous en avons donné les raisons quand nous avons traité la définition de l'hydropisie, où nous avons soutenu que c'est un processus non inflammatoire, comme le dit M. le professeur G. Sée. Nous croyons l'avoir démontré et nous n'y reviendrons pas.

On peut opposer de nombreuses objections à la division donnée par les auteurs du *Compendium*. D'abord, le troisième ordre de leur première classe, celui qui comprend les hydropisies produites par une altération pathologique de la peau, ne peut évidemment rester à la place que lui ont assignée ces auteurs; en effet, comme le fait remarquer si justement M. Abeille, pour maintenir ces hydropisies dans la première classe (hydropisie par altération des solides), il leur aurait fallu prouver que les modifications du tissu du derme sont la cause immédiate des suffusions séreuses et la cause unique, ce qu'ils sont loin d'avoir démontré. L'affection de la peau n'aboutit pas directement à l'hydropisie; si, dans quelques cas assez fréquents, mais non les plus communs, ces maladies donnent lieu à l'hydropisie, c'est que, dans ces cas, il se passe quelque chose d'irrégulier dans leur marche, quelque chose d'exceptionnel dans leur terminaison, quelque chose, par conséquent, qui n'est pas inhérent, intimement lié à l'affection elle-même; c'est quelque chose qui est en dehors de cette affection. Dans aucun cas, enfin, ces hydropisies ne sont le produit direct de la maladie de la peau, comme le donnent à entendre les auteurs du *Compendium*.

Pour leur quatrième ordre, « hydropisies supplémentaires produites par la suppression d'une sécrétion normale ou anormale, » nous devons dire que, tel qu'il est, il entraîne des conséquences pour la thérapeutique, car si les choses se passaient ainsi, il n'y aurait qu'à rétablir le flux supprimé et l'hydropisie devrait disparaître. Malheureusement ce n'est pas si simple que cela, ce qu'on comprend du reste si on se rappelle que, dans les cas de ce genre, la cause qui a supprimé la sécrétion est la cause de l'hydropisie, et c'est à cette cause qu'il faudrait s'attaquer.

Leur cinquième ordre, « hydropisies par répétition sympathique de l'inflammation, » M. Abeille le considère comme complètement inutile au point où en est arrivée la science aujourd'hui.

Voyons la troisième classe : les *incertæ sedis*. — Les hydropisies qu'ils font entrer dans cette classe des *incertæ sedis,* d'abord le sont-elles? Nous ne le croyons pas. Ils rangent parmi ces hydropisies celles qui, comme endémiques, étaient attribuées à une nourriture insuffisante, etc.; celles qu'on a observées dans l'intoxication paludéenne; l'œdème des membres paralysés; les œdèmes consécutifs à la dysentérie; ceux qui sont quelquefois la suite des maladies prolongées, etc., etc. — Nous ne voulons pas entrer dans des détails sur ce sujet pour l'instant; dans le courant de notre travail, nous donnerons à ces diverses hydropisies la place que nous croyons qu'elles méritent.

Après ce résumé historique des divisions des hydropisies, nous allons exposer la division que nous admettons, celle de notre savant maître, M. le professeur G. Sée, qui est basée sur des conditions anatomiques et physiologiques qui président aux épanchements séreux : elle embrasse toutes les hydropisies et, en outre, elle a l'avantage de nous en indiquer sommairement le mécanisme.

M. le professeur G. Sée admet trois grandes classes d'hydropisies :

1° *Hydropisies mécaniques*, ou dues aux lésions des solides (affections du cœur, affections des veines).

2° *Hydropisies exosmotiques* (l'exosmose étant due à l'hypo-albuminose du sang).

3° *Hydropisies névro-vasculaires*.

CHAPITRE IV.

DES HYDROPISIES MÉCANIQUES.

La condition première des épanchements de sérosité dans le tissu cellulaire sous-cutané est toujours
une augmentation de la tension vasculaire résultant
elle-même d'un trouble de la circulation. La circulation peut être troublée par des causes mécaniques,
surtout par l'obstruction des vaissaux et principalement des veines.

Nous aurons à étudier, dans ce chapitre des hydropisies d'origine mécanique, l'importance que peuvent avoir, au point de vue de la pathogénie de ces
hydropisies : 1° l'influence de la circulation artérielle ; 2° l'influence de la circulation lymphatique ;
3° l'influence de la circulation veineuse ; 4° la phlegmatia alba dolens ; 5° les maladies du cœur ; 6° les
maladies de l'appareil respiratoire ; et enfin 7° les
maladies des organes intra-abdominaux.

§ I. — *Influence de la circulation artérielle.*

Monneret, dans sa Pathologie générale, croit que
la ligature de l'artère principale d'un membre, en
suspendant la circulation, peut produire l'œdème :
pour lui, le ralentissement de la circulation veineuse, ainsi privée de la *vis à tergo* que lui commu-
nique l'impulsion artérielle, explique le développe-

ment de l'hydropisie. Cette assertion est difficile à soutenir ; dans aucun cas de ligature des artères, l'œdème n'a jamais été signalé parmi les troubles de la circulation ou de la nutrition consécutifs à ces ligatures.

A l'appui de cette thèse, M. Rathery (1) cite les nombreuses observations de M. Cocteau (2), dont le travail très-complet démontre que les troubles de la circulation et de la nutrition, après la ligature des artères, n'ont en aucun cas été suivis d'œdème. Après une ligature artérielle, si la circulation se rétablit par les voies collatérales, il n'y a pas de suites fâcheuses, et aucun trouble ne se manifeste dans le membre ; si, au contraire, la circulation ne se rétablit pas, on observe la gangrène, mais pas d'œdème, et, en général, la gangrène apparaît sous la forme de *gangrène sèche*. Les quelques cas rares d'œdème coïncidant avec une artérite, qui ont été cités (Bizot, Thierfelder), sont susceptibles d'une interprétation différente et ne sont pas, par conséquent, très-concluants.

Nous pouvons donc dire que les obstructions artérielles n'agissent pas, par elles seules, comme causes d'œdèmes.

§ II. — *Influence de la circulation lymphatique.*

Lors de la découverte des vaisseaux lymphatiques par Aselli, on attribua une grande importance au

(1) Loc. cit.
(2) Thèse inaugurale. Paris, 1867.

système lymphatique dans la production des hydropisies ; on admettait, avec Aselli, que le liquide
épanché était de la lymphe et que celle-ci provenait
de la rupture des lymphatiques. Nous avons vu, en
traitant l'historique des hydropisies, comment Lower
attaqua cette manière de voir.

Pour Hunter et Cruishank, l'hydropisie tenait à
une altération ou à une atonie des vaisseaux blancs.

Morgagni, Bichat croyaient que l'état variqueux
des lymphatiques pouvait produire des hydropisies ;
Schreb plaçait la cause dans l'obstruction des troncs
principaux ; et Boyer, Mascagni, etc., dans la compression exercée sur eux par une tumeur.

Magendie et Bouillaud ont fait remarquer que les
lymphatiques, loin d'être obstrués ou rétrécis dans
les hydropisies, sont au contraire fortement dilatés.

On a lié le canal thoracique chez des animaux
sans déterminer d'anasarque (Monro et Dupuytren).
Bichat, Monro, Cullen, Laënnec et Andral ont constaté maintes fois l'absence d'œdème, malgré l'oblitération de ce conduit. Néanmoins, Wrisberg Sherb
et Nasse ont rapporté des cas où ces obstructions
coïncidaient avec l'anasarque. Virchow a rapporté
l'observation d'un veau nouveau-né atteint d'anasarque et dont le canal thoracique était oblitéré par
un caillot à son embouchure dans la veine sous-clavière.

Tous ces faits sont exceptionnels, et quoiqu'il y
ait des expériences (1) qui nous font concevoir que

(1) Ludwig et Robin ont fait une expérience qui montre qu'un

la thrombose des vaisseaux lymphatiques peut à la rigueur produire un certain degré d'œdème, sans nier d'une façon absolue l'influence de la circulation lymphatique sur la production de l'œdème, nous pensons, avec M. Rathery (1), qu'elle est très-restreinte, surtout si on la compare aux troubles de la circulation veineuse.

§ III. — *Influence de la circulation veineuse.*

Nous avons dit que Lower fut le premier qui produisit des hydropisies en liant les veines, que ces expériences furent confirmées par Hoffmann et Van Swieten, et que plus tard M. Bouillaud (1823) rapporta des observations et des autopsies sur l'oblitération des veines et de son influence sur la formation des hydropisies.

Le mécanisme de la production des hydropisies à la suite de l'oblitération des veines est facile à comprendre ; il ne consiste point, comme le pensaient Henle et Vogel, en une transsudation qui s'opérait à travers les parois des veines ; cette transsudation s'effectue au niveau des capillaires, *dont la tension est augmentée.* En effet, si on vient à lier, par exemple, la veine crurale dans le triangle de Scarpa, on

arrêt de la circulation lymphatique peut devenir une cause d'œdème. On provoque chez un chien un œdème artificiel de la lèvre supérieure en serrant fortement une ligature autour du museau, puis, la ligature étant enlevée, on voit la lymphe s'écouler avec abondance au début, et, à mesure que cet écoulement a lieu, l'œdème s'efface peu à peu.

(1) Loc. cit.

voit l'œdème débuter, non pas par la racine du membre, mais par l'extrémité, au niveau des capillaires dans la région malléolaire; mais au niveau même de la ligature, on n'observe pas d'œdème. Le même fait se vérifie dans les cas d'obstacle central à la circulation par une affection cardiaque. Cela prouve que la ligature par elle seule ne suffit pas pour déterminer la transsudation de la partie séreuse du sang à travers les parois des vaisseaux, mais qu'il faut une augmentation de tension dans le système vasculaire; or, le maximum de cette tension s'exerce sur les capillaires; ceux-ci seront donc les premiers qui permettront la transsudation dans toute hydropisie *vraie*. Il faut aussi que la circulation collatérale soit impossible pour que l'hydropisie puisse se produire. Ainsi, oblitération complète de la veine et impossibilité de circulation collatérale : voilà les deux conditions nécessaires pour produire l'augmentation de tension et par suite l'épanchement de sérosité. Ceci explique pourquoi les ligatures des veines ne sont pas *constamment* suivies d'œdème; par l'établissement de la circulation collatérale si facile, surtout pour la veine cave inférieure.

Nous avons reproduit les expériences de M. Ranvier dans notre chapitre sur l'historique; ces expériences sont très-instructives et révèlent l'influence du système nerveux vaso-moteur dans la production des hydropisies. Ainsi que nous l'avons dit, il considère comme incomplètes les expériences de Lower et celles de M. Bouillaud. Mais M. Ranvier, à son

tour, n'a peut-être pas, comme le fait remarquer
M. le professeur G. Sée, assez tenu compte de la circulation collatérale, qu'il importe de supprimer en
même temps que la circulation principale, pour produire l'hydropisie. MM. Mathias Duval et Straus (1)
ont répété une partie des expériences de M. Ranvier
et constaté comme lui que, chez le chien, la ligature de la veine cave, ou bien celle de la veine crurale, n'est pas suivie d'œdème appréciable ; mais ils
ont en outre démontré que, si sur un chien auquel
on avait préalablement lié la veine cave, on vient
ensuite à lier la veine crurale, un œdème considérable se produit ; la circulation collatérale avait bien
réussi à neutraliser les effets d'une ligature, mais
elle ne peut surmonter un double obstacle ; et
l'œdème dans ces cas se produit infailliblement.

Dans son dernier cours, M. Vulpian a montré un
chien chez lequel la ligature pure et simple de la
veine crurale avait déterminé un œdème des plus
prononcés de l'extrémité correspondante. Ainsi, dans
quelques cas, une seule ligature veineuse suffit pour
déterminer l'œdème. M. Straus a obtenu un résultat
analogue.

Comme le fait remarquer M. Straus (2), la paralysie vaso-motrice, dans l'expérience de Ranvier,
produit donc le même résultat qu'une nouvelle ligature veineuse surajoutée à celle de la veine-cave in-

(1) Article *Hydropisie* du Nouveau Dictionnaire de médecine et de
chirurgie pratiques, t. XVIII, 1874.
(2) Loc. cit.

férieure; elle n'est pas une condition nécessaire, mais une condition favorable à la production de l'œdème.

L'oblitération d'une veine peut être causée de deux manières : 1° par une *compression périphérique;* 2° par une *obstruction intra-veineuse.*

A. Oblitération des veines par compression périphérique.

Les cas dans lesquels l'oblitération veineuse reconnaît pour cause une compression périphérique sont nombreux; les causes sont multiples; telles sont les différentes tumeurs, quelle qu'en soit la nature, et l'œdème, dans ces cas, se trouve limité à la région desservie par la veine; les ganglions dégénérés, comprimant les veines, amènent des hydropisies; les ganglions *simplement hypertrophiés*, comprimant la veine porte, peuvent déterminer une ascite comme dans une observation que nous reproduisons plus loin.

L'ascite qui accompagne la cirrhose tient à l'étranglement des rameaux de la veine porte, par suite de l'hyperplasie de la capsule de Glisson.

Il y a des cas rares où, par suite d'un obstacle considérable au cours du sang dans la veine cave supérieure, on observe un œdème limité à la moitié supérieure du tronc; tel est le cas rapporté par Chomel (1), et qui s'est présenté à la clinique médicale de l'Hôtel-Dieu. Il s'agissait d'un homme chez le-

(1) Eléments de pathologie générale, 5ᵉ édition, p. 464.

quel la face, le cou, la moitié supérieure de la poitrine et les deux bras présentaient une énorme distension séreuse, qui contrastait singulièrement avec l'excessive maigreur des trois quarts inférieurs du corps. Une tumeur cancéreuse, développée dans le médiastin, et dans laquelle la veine cave supérieure était comme étranglée, confirma, à l'ouverture du cadavre, du moins quant à l'existence d'une tumeur, le diagnostic qui avait été porté.

Nous avons eu nous-même l'occasion d'observer, dans le service de M. le professeur Gosselin, l'année dernière, un œdème considérable de la moitié inférieure du corps, dû à la compression de la veine cave inférieure par une péricardite suppurée limitée, au moment où la veine cave inférieure se jette dans le cœur; nous publions plus loin cette observation, qui est intéressante à plusieurs points de vue.

L'utérus gravide détermine souvent l'œdème des membres inférieurs chez les femmes enceintes, et ici la relation de cause à effet est démontrée par la disparition de l'œdème après l'accouchement. — D'autres influences peuvent agir pendant la grossesse dans la production des hydropisies, mais elles n'ont plus alors le caractère transitoire de l'œdème dont nous venons de parler.

Nous rapprocherons de ces hydropisies partielles, dues à quelque gêne locale dans la circulation du sang par compression périphérique des veines, l'infiltration séreuse qui se développe dans le voisinage de quelques abcès profonds, et qui, dans quelques cas, en est presque le seul signe.

La dilatation variqueuse des veines, dans certaines circonstances, détermine des suffusions séreuses. En effet, on constate souvent dans les membres inférieurs atteints de varices un certain degré d'œdème ; mais cet œdème n'est pas toutefois le même que celui qui dépend d'une oblitération veineuse.

Comme l'a démontré M. Verneuil, il existe tou·jours, en même temps que les varices superficielles, des varices profondes ; il a démontré aussi que la phlébectasie prend son origine dans les veines profondes en général ; mais le développement de ces varices profondes se fait avec une extrême lenteur, de telle sorte qu'il peut toujours s'établir une circulation collatérale, et ce n'est que plus tard que l'insuffisance des valvules de ces veines et l'atrophie de leurs tuniques permettent au sang de refluer et de déterminer ainsi l'œdème. — Dans le troisième degré des varices, non-seulement le sang circule plus lentement encore, mais il subit au contact des parois altérées des modifications nombreuses ; il se coagule d'abord, puis le caillot se dessèche, se durcit et oblitère en partie ou en totalité, et d'une manière définitive ou transitoire, la lumière du vaisseau. Dans ces derniers cas, l'obstruction intra-veineuse viendrait s'ajouter pour augmenter la stase sanguine, et par suite la suffusion séreuse.

Nous devons signaler la différence importante qu'il y a, au point de vue clinique, entre cet œdème

variqueux et l'œdème par oblitération des veines ;
le premier débute au niveau même des vaisseaux
atteints, l'autre apparaît généralement sur le dos du
pied. Ainsi, quand on constate l'infiltration du dos
du pied, on peut être à peu près sûr qu'il ne s'agit
pas de simples varices, mais que l'infiltration a pour
origine une autre cause.

B. Oblitération des veines par obstruction intra-veineuse.

Thromboses. — Sous l'influence de conditions diverses, locales et générales, le contenu des vaisseaux peut se coaguler, pendant la vie, à l'intérieur
du système vasculaire ; on a donné au caillot qui se
forme ainsi le nom de *thrombus* ou de *thrombose*,
pour le distinguer de ceux qui se produisent pendant l'agonie ou immédiatement après la mort ; il
est d'un jaune clair ou rougeâtre, et plus ferme, dès
le début, que ces derniers. Ces coagulations, obstruant la lumière des vaisseaux, constituent donc
des oblitérations intra-veineuses et peuvent déterminer des hydropisies ; toutefois, comme nous l'avons
déjà fait remarquer plus haut, ces oblitérations veineuses ne peuvent déterminer des hydropisies qu'à
la condition que toute circulation collatérale soit
devenue impossible.

Les hydropisies par thrombose s'observent dans
trois grandes classes d'états morbides :

1° *L'état cachectique ;*

2° *L'état inflammatoire ;*

3° *L'état puerpéral.*

Parmi les maladies cachectiques qui donnent souvent lieu à des thromboses, nous trouvons la tuberculose et le cancer; nous devons mentionner aussi les suppurations anciennes et profondes. — Quant aux cachexies dites essentielles, elles sont très-rares; on a désigné sous ce nom les cachexies dues à l'anémie. Nous verrons un peu plus loin ce qu'il faut penser des anémies comme causes d'hydropisies.

Chez les phthisiques, il n'est pas rare d'observer des hydropisies dépendant de thromboses; en général elles sont limitées, unilatérales, et on les a observées le plus souvent du côté gauche; toutefois l'hydropisie peut débuter par les deux membres inférieurs. Mais, comme le fait remarquer M. le professeur G. Sée, il y a chez les phthisiques un autre genre d'hydropisies; en effet, ceux qui ne meurent pas par les progrès directs de la maladie, par les lésions mêmes du poumon, succombent souvent à une hydropisie causée par une affection rénale, qui est, en général, une dégénérescence amyloïde des reins. Ainsi donc, il y a à considérer deux causes d'hydropisies chez les tuberculeux : les thromboses et la lésion rénale.

Dans le cancer, l'œdème débute par les membres inférieurs dans la généralité des cas, et cet œdème peut même, quand le cancer siége dans les organes profonds, révéler pour ainsi dire le mal.

On observe également des thromboses à la suite d'affections pyrétiques graves, et surtout dans la fièvre typhoïde.

Les pleurésies, pneumonies et le rhumatisme articulaire donnent lieu aussi, quoique moins souvent, à la formation de thromboses.

Comment se produisent ces thromboses?

Pour expliquer la formation des thromboses, on a admis, et la plupart des pathologistes admettent encore, une altération particulière du sang, en vertu de laquelle la fibrine aurait une grande tendance et plus de facilité à se coaguler.

Cet état du sang est l'*inopexie,* comme l'a appelée J. Vogel. M. le professeur G. Sée n'admet pas l'inopexie, et, en effet, il n'est pas nécessaire d'invoquer pour expliquer la formation des thromboses, une altération du sang qui n'est qu'entièrement hypothétique. — Chez les pneumoniques et les rhumatisants, qui, comme nous l'avons dit, présentent parfois de ces thromboses, on a constaté une augmentation de la quantité de fibrine dans le sang : le fait est incontestable ; chez eux, au lieu de trois parties de fibrine pour mille, on a trouvé cinq, sept, huit et même dix parties de fibrine. Mais on n'a rien trouvé de semblable dans d'autres maladies où l'on observe aussi des thromboses. Or, il faut faire remarquer que, chez les pneumoniques et les rhumatisants, leurs veines ne deviennent jamais le siége d'une thrombose qu'au moment où ils entrent en convalescence, et par conséquent au moment où l'excès de fibrine n'existe plus.

On ne peut donc établir aucun rapport entre l'aug-

mentation de la fibrine et la formation de ces thromboses.

De plus, dans la fièvre typhoïde, où les thromboses
marasmatiques s'observent plus fréquemment encore que dans le rhumatisme articulaire aigu, au
lieu d'un excès de fibrine, on observe, au contraire,
une diminution très-manifeste de cet élément du
sang. Ainsi, on ne saurait invoquer, pour s'expliquer la formation de ces thromboses, une augmentation dans la quantité de la fibrine du sang.

Dans les maladies chroniques, dans les cachexies,
cette diminution est encore bien plus marquée.

Quant à l'excès relatif de fibrine, cela n'est pas
plus admissible, car on sait qu'il n'y a jamais de
diminution *absolue* des globules dans la phthisie.

Ainsi donc, nous croyons qu'il est bien démontré
que l'hydropisie n'est jamais causée *uniquement* par
un excès absolu ou relatif de fibrine dans le sang.

D'autres ont voulu attribuer à la *couenne* du sang
le pouvoir de déterminer des thromboses et par suite
des hydropisies. On ne peut pas attacher une grande
importance à cette manière de voir. On a des
couennes, même en saignant des chlorotiques et des
anémiques, et dans ces cas, la formation de la
couenne dépend de la diminution des globules qui
ne colorent pas la fibrine. Ajoutons que Magendie a
démontré que la couenne augmente en raison directe du nombre des saignées.

Voyons maintenant comment se font ces thromboses chez les rhumatisants, les pneumoniques et typhiques.

D'après M. le professeur G. Sée, tous les convalescents des maladies aiguës, comme les phthisiques, les cancéreux, les paludéens ou les syphilitiques, sont *affaiblis*. La composition du sang n'a qu'une part restreinte dans la formation de ces hydropisies par thromboses ; ce sont les organes qui fonctionnent mal ; ce sont les vaisseaux surtout qui sont débilités dans leur action.

Suivant M. le professeur Sée, trois ordres de causes peuvent être invoqués pour expliquer la formation d'une thrombose dans ces cas.

1° Une dégénérescence granulo-graisseuse du cœur, d'où résulte que celui-ci n'a plus assez de force pour pousser le sang au delà des capillaires et le faire remonter dans les veines, et surtout dans les veines des membres inférieurs, ce qui explique la présence, quatre-vingt-dix-neuf fois sur cent, de l'hydropisie aux membres inférieurs ;

2° La dégénérescence granulo-graisseuse des muscles des veines aussi et de leurs valvules, dont la contractilité devient ainsi insuffisante ;

3° La faiblesse concomitante des muscles respirateurs, d'où résulte que l'aspiration étant affaiblie ne facilite plus le cours du sang dans les veines.

Comme on le voit, ces trois causes sont purement physiques, et nullement des causes chimiques. — Donc, pour M. Germain Sée, c'est l'affaiblissement de la circulation qui est cause de la formation des thromboses. On comprend dès lors qu’elles soient plus fréquentes aux membres inférieurs, et qu’on les ait surtout observées du côté gauche, parce que la veine iliaque gauche est comprimée par l’artère iliaque du même côté dans le bassin.

Ainsi, ces thromboses doivent être appelées *thromboses par épuisement*, comme le fait, du reste, Wagner dans son ouvrage de pathologie générale.

D’un autre côté, l’interprétation des causes qui président à la formation des thromboses a une importance capitale au point de vue du traitement, et, au lieu de donner à ces malades des fluidifiants, de l’eau de Vichy, etc., on doit leur donner des fortifiants et tâcher de réparer le plus possible leurs forces affaiblies.

Après avoir étudié les thromboses dans l’état inflammatoire et l’état cachectique, il nous reste à traiter des thromboses dans l’état puerpéral. Ce troisième état comprend l’étude de la *phlegmatia alba dolens*, à laquelle nous croyons devoir consacrer, vue son importance, un paragraphe spécial.

§ IV. — *Phlegmatia alba dolens.*

Des opinions très-diverses ont été émises sur les causes et la nature de cette maladie qui, peu connue des anciens, était généralement confondue par eux avec le rhumatisme, le phlegmon, l’anasarque et diverses autres infiltrations séreuses. C’est Mauriceau, accoucheur français, qui le premier l’a

décrite vers le commencement du XVIIIe siècle
(1721) comme maladie distincte, sous le nom d'*enflure des jambes des femmes enceintes*. Après lui,
Puzos et Levret font de cette maladie un engorge-
ment ou dépôt laiteux dans le bassin et les membres
inférieurs. — Charles White, en 1784, lui donne
le nom de *phlegmatia alba dolens puerperarum*, qu'elle
conserve encore de nos jours, et en fait une affection des vaisseaux lymphatiques. Pour lui ces vaisseaux, déchirés par le passage de la tête de l'enfant
pendant le travail, se cicatrisent et s'oblitèrent
complètement. Tull, Stokes et Lobstein croyaient
à une phlegmasie du tissu cellulaire pouvant s'étendre aux vaisseaux et aux nerfs. Boër, Albers et
Burns (1812-1817) considèrent la maladie comme
un résultat d'une maladie des nerfs ; Albert dit
positivement que, pour lui, le gonflement du tissu
cellulaire n'est qu'une altération consécutive à une
lésion nerveuse.

David-Davis, le premier (1823), attribua la maladie
à l'inflammation des veines; cette opinion, défendue par M. Bouillaud et Velpeau, et admise aujour-
d'hui par la plupart des médecins, devint la base de
toutes les recherches anatomiques et physiologiques
faites depuis en France et à l'étranger. Depuis
quelques années beaucoup d'auteurs, comme Littré
et Robin, Joly, Trousseau, etc., admettent deux
sortes de phlegmatia : l'une de nature phlébitique,
l'autre non phlébitique, due à la thrombose spontanée du sang.

Cette opinion, qui attribue la cause de la maladie à l'obstruction veineuse d'origine mécanique, est admise par Humphrey, par Bouchut, par les auteurs du Compendium ; comme nous l'avons déjà dit, Joly et Trousseau dans un certain nombre de cas, attribuaient aussi la maladie à une thrombose spontanée. MM. Béhier et Hardy (1) croient que « la plupart des faits de phlegmatia alba dolens sont dus bien plutôt à la coagulation simple du sang qu'à une véritable inflammation du vaisseau. »

Dans deux thèses récentes à la Faculté de médecine sur la phlegmatia alba dolens, l'une du Dr Gafé (thèse de Paris, 1873), et l'autre du Dr Chamousset (1863, n° 412), on attribue à l'influence nerveuse un rôle important dans la production de la maladie. M. Gafé a mis à contribution dans son intéressant travail outre les auteurs classiques et les mémoires spéciaux, une leçon clinique (du 25 avril 1873) de notre maître, M. le professeur G. Sée. — M. Gafé avance une théorie qui peut se résumer ainsi :

La pression de la tête du fœtus comprime dans l'intérieur du bassin, non pas les veines, comme le croyait Velpeau, mais les nerfs. Il en résulte une paralysie ou une demi-paralysie, qui rend compte de certains troubles nerveux observés au début ou à une période avancée de la maladie. Cette paralysie produit ainsi une dilatation des vaisseaux, et celle-ci vient s'ajouter aux autres causes qui ralentissent

(1) *Pathologie interne*, t. II, 2ᵉ partie.

la circulation en retour pour déterminer une thrombose.

D'après l'exposition que nous venons de faire des idées admises aujourd'hui par la plupart des auteurs, nous trouvons qu'on a confondu et qu'on confond encore ce qui se passe dans la phlegmatia alba dolens avec ce qui se passe dans les thromboses en général. Trousseau alla même jusqu'à appliquer le nom de phlegmatia alba dolens à toutes les thromboses cachectiques ; il n'eut pas une idée heureuse lorsqu'il a assimilé les deux affections, leur assignant la même nature, et en donnant la même description. Et encore aujourd'hui la plupart des auteurs font avec lui cette confusion.

Comme nous le verrons bientôt, il y a des différences considérables entre ces deux maladies.

Nous devons admettre avec M. le professeur G. Sée deux formes ou plutôt deux degrés de phlegmatia alba dolens ; l'une *bénigne*, l'autre *grave*. — Nous devons faire remarquer que la forme que nous avons appelée bénigne présente une gravité réelle au point de vue de l'embolie qui peut en résulter. MM. Charcot et Ball démontrèrent, les pièces à la main, l'existence de l'embolie pulmonaire dans la phlegmatia alba dolens ; l'embolie pulmonaire est la cause la plus fréquente de la mort subite des femmes en couches. Le mécanisme de la formation de l'embolus se comprend facilement. La portion libre du caillot, surtout du caillot prolongé dont l'extrémité est conoïde et flottante, et n'adhère qu'à une partie de la paroi vasculaire, est constamment battue par le courant sanguin qui l'entoure plus ou moins. Elle subit un ramollissement favorable à sa rupture (Joulin). Cependant, elle éprouve rarement une fragmentation bien prononcée, mais se détache souvent tout d'une pièce ou par portion d'un volume relativement considérable (Hertz). L'embolus suit alors le cours du sang qui l'entraîne et va où le sang le pousse. Il se rend au cœur, et son passage à travers le cœur paraît s'effectuer sans beaucoup impressionner cet organe. De là l'artère pulmonaire charrie le caillot; Virchow, dans ses expériences, a toujours vu le corps étranger pénétrer dans l'artère pulmonaire. Le caillot chemine ainsi jusqu'à ce qu'il rencontre un obstacle à sa progression. — Les effets varient suivant le volume des rameaux obstrués, et la mort peut être presque instantanée.

Nous allons voir maintenant comment se fait la thrombose dans la phlegmatia alba dolens. La femme qui vient d'accoucher a subi la déchirure de la membrane caduque, la chute du placenta, puis une véritable plaie de la muqueuse utérine; l'utérus se contractant, le sang se coagule dans les veines, des caillots peuvent donc se former, qui, partant de là, se propagent des veines utérines aux hypogastriques, etc.

La *forme grave* se termine, en général, par la mort; on trouve ici les mêmes symptômes que dans la bénigne, avec cette différence qu'ils ont une intensité bien plus grande; c'est tout simplement un degré de plus du mal.— Ainsi, au début, il y a une intensité plus grande des phénomènes locaux ; le gonflement se fait bien plus rapidement ; la température locale et générale est considérablement élevée ; on observe des plaques d'érysipèle simple ou bulleux sur la peau du membre malade, et enfin des abcès se montrent, quelquefois très-vastes et très-profonds, dans l'épaisseur du membre ; la fièvre est intense, etc.

Cette forme a été à tort désignée sous le nom de *suppurative* ; il n'y a pas une véritable suppuration, en effet ; c'est une régression granulo-graisseuse envahissant le caillot, et puis les parois veineuses et les tissus environnants, produisant ainsi un magma qui a l'aspect du pus, mais qui n'est pas du pus véritable. Alors les veines deviennent plus malades et sont le siége d'une phlébite pseudo-suppurative et qui est très-grave. C'est la suite de ce qui s'est passé dans l'utérus ; ainsi les phlébites utérines donnent des phlegmatia alba dolens suppurées. — Il faut faire remarquer que, dans la phlegmatia alba dolens, il n'y a pas seulement une simple thrombose : le tissu cellulaire sous-cutané et le derme s'altèrent ; les vaisseaux lymphatiques sont enflammés, obstrués, et s'opposent par conséquent à la résorption ; quelquefois les ganglions lymphatiques eux-mêmes sont obstrués. Ceci nous explique parfaitement la longue durée de la maladie, qui, dans quelques cas, persiste pendant des années. M. le professeur Sée rapporte le cas d'une dame qui a eu sa phlegmatia il y a dix ans et chez laquelle le gonflement persiste encore.

Maintenant que nous avons passé rapidement en revue la pathogénie de la phlegmatia alba dolens, il nous sera facile de montrer les différences capi-tales qui séparent ce gonflement des œdèmes symptomatiques des cachexies.

Avec M. le professeur G. Sée, nous ferons remarquer que, dans la phlegmatia, il existe une douleur intense le plus souvent généralisée dans le membre; dans la thrombose cachectique, cette douleur ne consiste qu'en un simple engourdissement.

Dans la phlegmatia, le gonflement débute par la racine du membre et y reste quelquefois limité; dans la thrombose cachectique, l'œdème, toujours simple, se montre à l'extrémité inférieure, au pied, aux malléoles, pour de là remonter.

Dans la phlegmatia, le tissu de la peau est blanc, tendu, lisse et douloureux. Dans les thromboses cachectiques, il n'est ni blanc, ni tendu, ni lisse, ni douloureux.

Dans la phlegmatia, les thromboses occupent à la fois les veines du bassin, des cuisses et des jambes. Les thromboses cachectiques n'occupent, en géné-ral, qu'une seule veine, et l'œdème est limité au département de la veine.

Dans la phlegmatia, il ne faut pas, comme dans les thromboses cachectiques, que la circulation col-latérale soit impossible ; le gonflement persiste sou-vent sans que celle-ci soit interrompue.

Dans la thrombose cachectique, une simple piqûre d'épingle fait sortir la sérosité en jet, parce que le tissu cellulaire a conservé toute son élasticité. Dans la phlegmatia, au contraire, rien ne sort parce que le tissu cellulaire enflammé est devenu inerte.

Dans les thromboses cachectiques, on n'observe pas de ces phénomènes graves ni ces complications de la phlegmatia, ou au moins ils sont infiniment plus rares.

Enfin, l'état de sensibilité des parties, la nature de l'œdème, la marche et la terminaison ultérieure sont si distincts, si différents dans les deux cas, que nous n'hésitons pas à repousser, avec M. le professeur G. Sée, toute analogie entre la phlegmatia alba dolens et l'œdème cachectique.

Nous devons étudier maintenant l'influence des affections cardiaques sur la production des hydropisies.

§ V. — *Maladies du cœur et des gros vaisseaux.*

L'influence des affections cardiaques dans la production des hydropisies est un fait connu de tout le monde ; tous les auteurs sont d'accord pour admettre que ces affections sont une des causes les plus fréquentes des épanchements séreux.

Toutes les maladies du cœur ne sont pas suivies au même degré d'hydropisie ; on a admis généralement que les altérations des cavités droites avaient une influence bien plus marquée que celles des ca-

vités gauches, et cela parce que les cavités droites
sont dans un rapport plus immédiat avec la circulation veineuse.

D'après M. le professeur Andral, les altérations du
cœur droit, qui amènent le plus facilement et le
plus fréquemment des hydropisies, sont les suivantes : 1° dilatation du ventricule droit avec hypertrophie de ses parois; 2° la même lésion, et de
plus la lésion semblable de l'oreillette ; 3° la dilatation de la seule cavité de l'oreillette droite avec hypertrophie de ses parois, et en même temps obstacle
au libre passage du sang de la cavité de l'oreillette
dans celle du ventricule ; 4° la dilatation de la cavité de l'oreillette droite et l'hypertrophie de ses parois, sans existence d'aucun obstacle à l'orifice auriculo-ventriculaire ; 5° l'effacement presque complet
de la cavité du ventricule droit sans hypertrophie
de ses parois.

Pour ce qui est des affections du cœur gauche,
nous dirons que rarement les rétrécissements ou les
insuffisances *aortiques* donnent lieu à des hydropisies. Dans le rétrécissement aortique, il se fait en
général une hypertrophie du cœur gauche, qu'on a appelée avec raison *compensatrice ;* cette hypertrophie,
surmontant l'obstacle, et, par conséquent, permettant au ventricule de se vider, s'oppose ainsi aux
stases sanguines et à la formation des hydropisies.
Il n'y aurait que les cas où cette hypertrophie ne se
fait pas, comme chez les vieillards dans certains
cas, qu'on pourrait observer des hydropisies.

L'insuffisance de l'orifice aortique finit par amener aussi l'hypertrophie du ventricule gauche. Par le fait de l'insuffisance, une partie du sang lancé dans l'aorte à chaque systole ventriculaire reflue dans la cavité du ventricule, s'ajoutant ainsi à la quantité normale de sang que le ventricule reçoit de l'oreillette gauche ; de telle sorte que, par l'accumulation du sang, ce ventricule se trouve distendu ; il lui faut alors un effort plus grand pour se débarrasser de son contenu. Ces efforts, ces contractions plus énergiques, finissent par déterminer l'hypertrophie du ventricule. — Par le fait de cette hypertrophie, on n'observe pas plus l'hydropisie que quand il s'agit d'un rétrécissement du même orifice. La clinique confirme pleinement ce que nous venons de dire : rarement on observe des hydropisies chez des individus atteints, soit d'une maladie de Corrigan, soit d'un rétrécissement aortique, quoique la lésion soit même très-avancée.

Cependant nous sommes loin de nier que des hydropisies ne puissent pas se faire dans certains cas de maladie de Corrigan. Dans ces cas, il arrive que le ventricule gauche a subi une dilatation ou une dégénérescence graisseuse, qui le rendent ainsi impuissant à lutter contre le reflux du sang que produit l'insuffisance de l'orifice aortique.

Dans d'autres cas, le ventricule gauche s'hypertrophie d'une façon si considérable que la cloison interventriculaire fait une saillie énorme à droite et efface presque la cavité du ventricule droit ; de là obstacle au déversement de l'oreillette droite , stase dans les veines caves et hydropisie précoce (Friedreich).

Quant aux affections de la valvule mitrale, elles sont des causes très-fréquentes d'hydropisie, surtout l'insuffisance de l'orifice auriculo–ventriculaire gauche, qui provoque toujours, tôt ou tard, la formation des épanchements séreux.

Ici il y a un reflux de sang dans l'oreillette, qui, n'étant pas capable de s'hypertrophier, ne peut pas surmonter l'obstacle qu'il éprouve à envoyer le sang dans le ventricule.

Voyons maintenant par quel mécanisme ces affections du cœur arrivent à produire l'hydropisie.

M. Abeille (1), dans son ouvrage, a fort bien traité cette partie de la question ; ainsi nous ne saurions mieux faire que rapporter et résumer les explications qu'il en donne.

Voyons d'abord comment les choses se passent quand un produit morbide existe à l'orifice auriculo-ventriculaire droit et qu'il y fait obstacle. Il peut arriver deux phénomènes : le sang apporté par les veines caves dans l'oreillette ne pourra pas franchir en totalité l'ouverture auriculo-ventriculaire à chaque contraction ; de là, désemplissement incomplet de l'oreillette, obstacle à l'entrée de la nouvelle quantité de sang apporté par les veines caves et reflux dans ces veines. Le reflux a lieu à cause de

(1) Loc. cit.

l'obstacle, et parce que, à chaque contraction du ventricule, une partie du sang que celui-ci contient reflue dans l'oreillette, la valvule auriculo-ventriculaire ne pouvant complètement oblitérer l'ouverture.

Du reflux du sang de l'oreillette dans les veines caves, il s'ensuit que les diverses veines qui apportent le sang dans ces deux troncs principaux ne peuvent pas se désemplir complètement à chaque ondée, et cet effet se reproduit de proche en proche jusqu'aux capillaires veineux; d'où stase dans ces capillaires. Or, comme le cœur gauche fonctionne bien, qu'il envoie dans un temps donné toujours la même quantité de sang dans le système artériel, celui-ci en fournit autant aux capillaires veineux, qui finissent par se trouver gorgés, à cause de la même quantité de liquide qui leur arrive, d'une part, et de l'impuissance où ils se trouvent de se décharger d'autant. Une fois la stase arrivée dans les capillaires, l'hydropisie s'ensuit.

Si l'obstacle se trouve placé à l'orifice ventriculaire, le même phénomène aura lieu, puisque à chaque contraction ventriculaire l'obstacle empêchera ce ventricule de se vider entièrement de la quantité de liquide qu'il contient; il s'ensuivra une stase dans l'oreillette droite, stase et reflux dans les veines caves, stase dans les capillaires et hydropisie.

Voyons ce qui arrive lorsque l'obstacle est placé à l'orifice auriculo-ventriculaire gauche. A chaque contraction de l'oreillette, cette cavité ne se vide pas complètement, il y a reflux dans cette même cavité d'une partie du sang contenu dans le ventricule. Or, précisément parce que cette oreillette se vide incomplètement, elle ne peut pas recevoir en totalité le sang que lui apportent les veines pulmonaires ; ces veines ne peuvent pas non plus se désemplir, se trouvent gorgées, distendues, et cette tension se propageant de proche en proche dans les veines et les capillaires du poumon, il s'ensuit que les artères pulmonaires sont gênées dans leurs fonctions et ne peuvent pas fournir au poumon la quantité voulue de sang. Aussi la stase pulmonaire est-elle un signe excellent de la gêne apportée à la petite circulation. Cette interception se fait sentir dans le ventricule droit, de là dans l'oreillette, dans les veines caves, et par suite dans le système veineux ; d'où stase du sang dans les capillaires, ayant pour conséquence l'hydropisie. Mais cette stase, il faut bien le noter, n'est réellement accentuée que dans une période déjà avancée, surtout quand la valvule tricuspide est devenue insuffisante par suite de la dilatation du cœur droit : alors la stase veineuse se trouve portée à son plus haut degré.

Cependant, il ne faut pas aller trop loin ni exagérer la portée de ces considérations mécaniques, qui ne suffisent pas par elles seules pour expliquer les hydropisies qu'on observe dans certains cas, d'ailleurs assez rares. Il faut tenir compte d'autres conditions, comme, par exemple, des altérations du sang, de l'albuminurie qu'on observe assez souvent, des difficultés de l'hématose par suite des lésions pulmonaires, des congestions hépatiques et spléniques, de l'influence du système nerveux, etc. — On a souvent l'occasion de constater que le degré de l'épanchement séreux n'est pas en rapport avec l'intensité de la lésion cardiaque ; on voit des hydropisies considérables chez des sujets n'ayant qu'une affection valvulaire peu avancée, et *vice versa,* on voit des individus ayant une lésion valvulaire des plus graves ne présenter qu'une légère infiltration aux membres inférieurs, au pourtour des malléoles.

La marche de l'hydropisie dans les maladies du cœur a, dans la plupart des cas, un début caractéristique, qui permet de soupçonner l'origine cardiaque de la suffusion séreuse. En effet, elle débute par une légère infiltration aux membres inférieurs, au pourtour des malléoles, qui au commencement n'est apparente que pendant le jour, disparaissant par le repos au lit. Rarement le gonflement commence par les paupières et la face, et dans ces cas, sauf quelques faits exceptionnels, il s'agit en général d'une albuminurie concomitante.

L'infiltration, après être restée plus ou moins longtemps limitée au pourtour des malléoles, gagne en étendue et remonte vers la jambe, la cuisse, l'abdomen, etc., jusqu'à constituer une hydropisie générale, une anasarque donnant lieu plus tard à des épanchements dans les cavités des séreuses.

Voilà en quelques mots la marche habituelle de l'hydropisie, comme elle est décrite partout. Cependant, pour M. Gendrin, l'œdème périphérique serait toujours précédé d'un œdème pulmonaire, dont l'apparition et la disparition successives précéderaient de quelque temps l'œdème des membres inférieurs et annonceraient à un observateur attentif l'apparition prochaine des hydropisies. — Nous ne voulons pas contester la valeur de ces signes ni la fréquence de leur apparition précoce; mais nous croyons avec M. Raynaud (1) que Gendrin a trop généralisé, qu'il s'est laissé un peu trop guider par des considérations théoriques sur l'ordre dans lequel le ralentissement circulatoire, parti du cœur gauche, doit arriver à se faire sentir aux extrémités.

Disons, en passant, qu'on observe aussi des œdèmes plus ou moins étendus dans l'asystolie cardiaque (*anévrysme passif* de Corvisart).

Outre les maladies du muscle cardiaque, il faut se rappeler que les *péricardites* peuvent donner lieu à des œdèmes. En effet, quand l'épanchement qui se fait dans le péricarde est considérable, il y a compression des veines caves; de là des congestions rénales (*urines albumineuses*), hépatiques et cérébrales. et des stases sanguines dans le système veineux pouvant donner lieu à des hydropisies. Nous avons eu l'occasion de voir à l'hôpital de la Charité, service de M. le professeur Gosselin, un homme qui, à la suite d'une péricardite purulente, par plaie pénétrante de la poitrine, eut un œdème considérable des membres inférieurs et de l'ascite. Son observation,

(1) Art. *Cœur* du Nouveau Dictionnaire de médecine et de chirurgie pratiques.

très-intéressante à plusieurs points de vue, mérite d'être reproduite dans tous ses détails. Nous la devons à l'obligeance de notre excellent ami le Dr S. Pozzi, interne lauréat des hôpitaux (médaille d'or).

OBSERVATION.

ŒDÈME ET ASCITE PAR COMPRESSION DE L'OREILLETTE DROITE.

(Plaie pénétrante de poitrine par coups de feu ; blessure du poumon, sans pneumothorax, sans emphysème, et sans hémoptysie. Concrétions ossiformes de la plèvre simulant une fracture de côtes. — Péricardite suppurée. — Mort.)

Le 21 septembre 1873, au soir, le nommé L... (Julien), âgé de 33 ans, rentier, d'un tempérament nerveux et d'une constitution moyenne, est apporté à la Charité; il s'est tiré un coup de revolver à la région du cœur, dans le quatrième espace intercostal, un peu en dedans du mamelon, à deux doigts du bord gauche du sternum. La balle a traversé la poitrine en suivant un trajet ascendant et légèrement oblique en dedans, et est venue se loger sous la peau à un travers de doigt à gauche de l'apophyse épineuse de la huitième vertèbre dorsale; elle a été extraite par une petite incision le lendemain. La plaie d'extraction s'est cicatrisée très-rapidement.

Il n'y a eu immédiatement après l'accident aucun phénomène de dyspnée; pas d'hémoptysie, de pneumothorax ou d'emphysème. Les jours qui suivirent furent marqués par un état relativement très-bon du blessé; mais, dans la pensée d'entraver sa guérison, il défit ses appareils et sortit plusieurs fois le matin dans le jardin pour s'exposer au froid. A la suite de ces imprudences, il commença à tousser et à ressentir une dyspnée croissante; la plaie antérieure ou d'entrée fournit une plus grande quantité de pus; en même temps, on constata, à l'auscultation, un bruit de frottement péricardique qui dura deux jours. Fièvre modérée.

1er octobre. Le malade passa dans le service de M. Gosselin, suppléé par M. Périer. Ce chirurgien, ayant constaté un certain degré de décollement des parties molles à l'orifice d'entrée et des symptômes de croupissement du pus, introduisit un tube à drainage en anse qui pénétrait dans la cavité thoracique; des injections détersives furent faites matin et soir.

A ce moment, le doigt, introduit dans la plaie, constatait l'existence d'une cavité en forme de bouton de chemise, dont la partie rétrécie correspondait à l'espace intercostal; la portion antérieure était formée par le décollement de la peau et du grand pectoral, et la partie postérieure s'étendait en arrière de la paroi thoracique, immédiatement au devant du cœur, que l'on sentait battre sous le doigt. La dyspnée persista, accompagnée de douleur précordiale. Rien à l'auscultation du cœur ou du poumon, sauf un notable éloignement des bruits cardiaques et une diminution du murmure vésiculaire.

Au milieu d'octobre, M. Gosselin, ayant repris le service, agrandit l'orifice d'entrée; il en résulta une détersion plus facile du clapier et un soulagement du malade; le doigt, introduit par cette ouverture, rencontrait des fragments que l'on prit pour des esquilles des côtes. On en retira quelques petits débris avec des pinces.

L'état du malade parut s'améliorer du milieu d'octobre au milieu de novembre; il se levait durant la journée, et la dyspnée avait presque disparu; le pouls demeurait petit. Toutefois, le sujet n'en était pas moins visiblement épuisé par la suppuration abondante que fournissait sa plaie; la toux persistait, et lorsqu'on lui pratiquait l'injection, on voyait à chaque secousse le liquide expulsé à travers l'orifice.

Un certain degré d'œdème se manifesta au commencement de novembre, aux membres inférieurs, accompagné d'un peu d'ascite; l'examen de l'urine, pratiqué plusieurs fois à l'aide de la chaleur et de l'acide nitrique, ne permit *jamais* de constater d'albumine; on obtenait seulement, sous l'influence de l'acide nitrique, un dépôt abondant d'acide urique qui se dissolvait par la chaleur.

Vers le milieu de novembre, le malade se plaignit d'un retour de la dyspnée qui l'avait tourmenté les premiers jours; le pouls était petit, filiforme, irrégulier; l'auscultation du cœur ne donnait aucun bruit anormal, mais montrait seulement la faiblesse des bruits physiologiques. Cet état persista malgré un nouveau débridement de la plaie, qui n'évacua qu'une petite quantité insignifiante d'un liquide purulent.

Le 19 novembre au matin, le malade n'avait plus de pouls; il expira dans la soirée, après une courte agonie.

AUTOPSIE. *Cavité thoracique.* — Les *poumons* sont tous les deux adhérents à la paroi thoracique dans leur totalité; ils contiennent quelques tubercules au sommet; à gauche, il y a une caverne. Les poumons adhèrent également avec le diaphragme et avec le péricarde, en sorte que le contenu de la poitrine forme une seule masse qu'on enlève avec difficulté.

Au voisinage de la plaie thoracique, la plèvre est macérée et noirâtre dans une étendue d'environ 8 centimètres carrés. Toute la surface antérieure du poumon gauche est recouverte de néomembranes épaisses et résistantes. En ce point et tout autour de l'orifice, la face antérieure de la plèvre thoracique présente des concrétions *ossiformes* nombreuses, qui remontent jusque vers la deuxième côte; c'est ce qu'on avait pris pendant la vie pour des esquilles; il n'y a point de fracture de côtes. Ces petites plaques calcaires sont rugueuses, inégales, d'une épaisseur de 3 à 4 millimètres, et quelques-unes offrent jusqu'à 2 centimètres carrés; au microscope on n'y découvre pas d'ostéoplastes. Elles sont formées en majorité de carbonate de chaux. Le poumon gauche est percé d'un orifice tout près de son bord antérieur. Le trajet qui lui fait suite est tapissé d'une néomembrane blanche, d'apparence séreuse, très-mince et immédiatement appliquée sur le tissu pulmonaire *sain;* ce trajet peut être suivi jusqu'à la partie postérieure du poumon, où l'on perd la trace de la voie suivie par le projectile.

Le cœur, emprisonné par les adhérences des plèvres médiastines, n'a pas été blessé par la balle, qui a seulement côtoyé son bord gauche. Le péricarde est adhérent sur toute la face antérieure et sur le côté gauche du cœur; en ce point, il forme le fond du trajet suivi par la balle, qui a frôlé et probablement contusionné la base du ventricule gauche; à droite et sur la face postérieure, le péricarde offre une teinte verdâtre et forme paroi d'une vaste poche purulente qui recouvre tout le ventricule droit et la partie postérieure du ventricule gauche; cette collection de pus verdâtre et bien lié contient environ un grand verre de liquide; la péricardite constatée pendant la vie a donc été adhésive au voisinage immédiat du trajet et au niveau de la face antérieure du cœur; elle a suppuré dans le reste de son étendue. L'épaisseur considérable de la fausse membrane

aréolaire qui recouvre les parois du péricarde suppuré ne
permet pas de douter de l'ancienneté de la collection purulente :
au contraire, dans les points où le péricarde est adhérent au
cœur, l'adhésion est immédiate et sans interposition de produit plastique.

Il n'y a pas de communication entre le trajet de la balle et
la collection purulente du péricarde, qui n'en est pourtant
éloignée que par une faible épaisseur. Le myocarde est flasque, couleur feuille-morte. Le ventricule droit renferme un
caillot fibrineux, entièrement blanc, résistant, aplati, adhérent aux colonnes charnues, et qui se prolonge dans l'artère
pulmonaire en se bifurquant ; il présente, au niveau de l'in-
fundibulum, l'empreinte des valvules sigmoïdes ; il ne devient
cruorique qu'après sa bifurcation. Le ventricule gauche renferme un caillot fibrineux semblable, qui se prolonge dans toute
l'étendue de la crosse de l'aorte et de l'aorte thoracique ; l'aorte
abdominale et les deux crurales contiennent des caillots cruo-
riques. Le caillot fibrineux de l'aorte est cylindrique et un
peu plus gros que le tuyau d'une plume d'oie ; au niveau de
la naissance du tronc brachio-céphalique, ce caillot présente
un renflement aplati où s'attachent trois petits prolongements
très-minces, enroulés sur eux-mêmes comme des fils de ver-
micelle. L'un de ces prolongements s'étend manifestement
dans le tronc brachi-océphalique ; mais les deux autres, qui
correspondaient sans doute à la sous-clavière et à la carotide
gauche, sont repliés sur eux-mêmes. Le caillot ainsi constitué
ressemble beaucoup à celui qui pourrait s'être formé dans une
veine et ses collatérales, la veine saphène interne par exemple,
au niveau de son embouchure. Si on le trouvait dans l'artère
pulmonaire et non dans l'aorte, on pourrait facilement le
prendre pour un caillot embolique ; cette cause d'erreur mérite d'être notée.

Cavité abdominale.— Ascite considérable. Reins normaux.
Sur la face convexe du foie, kyste hydatique blanchâtre, gros
comme une noix.

Cette observation nous paraît intéressante à divers points de vue. Nous ne devons pas insister sur
l'intérèt chirurgical qu'elle présente. La péricardite

suppurée, dont l'origine remonte évidemment aux premiers jours de la maladie, a eu une durée totale d'environ six semaines ; elle n'a donné d'autres signes que ceux d'une compression du cœur manifestée par la petitesse du pouls, l'œdème et l'ascite. Ces deux derniers phénomènes, qui ne s'accompagnaient d'aucune albuminurie, étaient indépendants de toute lésion rénale, et s'expliquent facilement par la compression de l'oreillette droite, qui faisait paroi du kyste purulent.

Enfin, la forme et l'étendue du caillot aortique, résultat de l'akinésie du ventricule gauche pendant les deux derniers jours, méritent d'être particulièrement signalées ; il est rare de le voir ainsi s'étendre jusqu'aux crurales (1).

Ajoutons que la *thrombose* est un accident possible des affections cardiaques. C'est M. Michel Peter

______

(1) Cette observation est une nouvelle démonstration de l'importance des adhérences pleurales au niveau des plaies de poitrine : grâce aux adhérences anciennes provoquées sans doute par ses tubercules, le blessé n'a eu ni pneumonie ni emphysème.

Les concrétions calcaires de la plèvre doivent être signalées comme cause possible d'erreur de diagnostic dans les plaies pénétrantes de poitrine, où elles peuvent être prises pour fragments d'une fracture de côtes.

L'absence d'hémoptysie dans les plaies du poumon n'est pas un phénomène ordinaire ; quant à l'organisation du trajet et à l'absence de pneumonie à son niveau, on l'observe fréquemment ; il n'est pas moins utile de faire ressortir ce fait qui explique la bénignité relative de certaines blessures du parenchyme pulmonaire et le grand nombre de guérisons observées dans les plaies où la poitrine avait été traversée de part en part.

(Pozzi, communication écrite.)

qui, le premier, l'a signalée (1) et qui a insisté sur le fait. Il a consacré une des leçons de son livre de *Clinique médicale* à l'étude de cette complication. On l'observe daus la période de cachexie et serait l'indice de la gravité du cas et de la prochaine venue de la terminaison fatale. Pour M. Peter, la thrombose, comme accident des maladies du cœur, · est effectivement un phénomène rare, mais peut-être est-il moins rare encore que méconnu, englobé qu'il est dans le vaste ensemble de la cachexie cardiaque, et l'œdème local étant attribué à la généralisation de l'anasarque.

Voici quelques détails sur la malade qui fait l'objet de la leçon du savant clinicien :

« Cette malade, atteinte d'insuffisance mitrale avec rétrécissement, a le pouls veineux, indice de l'insuffisance tricuspide due à la dilatation passive du cœur droit, et elle est en proie à tous les accidents de la période d'asthénie cardio-vasculaire : elle n'a pas seulement une énorme congestion pulmonaire et hépatique, ses membres inférieurs sont considérablement œdématiés, comme le sont aussi ses parois abdominales ; elle a de l'hydropisie ascite ; sa face est violacée, son nez et ses lèvres sont froids, ainsi que ses mains et ses pieds.

« Mais une intéressante particularité de son cas, si banal en apparence, c'est que le bras gauche était œdématié dans toute son étendue, et que cet œdème

____

(1) Michel Peter. Leçons de clinique médicale, 1873, t. I.

était douloureux en certains points que je vais vous dire.

« Et d'abord l'œdème n'était pas *symétrique*, comme il aurait dû l'être, s'il avait reconnu, comme celui des membres inférieurs, une cause générale; donc celle-ci devait être *locale*. Et elle l'était en effet.

« Interrogée, la malade racontait que son bras était enflé depuis une dizaine de jours, mais qu'elle n'avait commencé à souffrir que depuis quatre à cinq jours environ, et que cette douleur s'était fait sentir à la partie externe et inférieure du cou. Ainsi l'œdème avait précédé la douleur.

« Invitée à préciser le point le plus spécialement douloureux, la malade portait le doigt sur un cordon cylindroïde, qui n'était autre chose que la veine sous-clavière évidemment oblitérée. Et, si l'on explorait du doigt la région, on constatait que cette induration se continuait sur le trajet de la veine jugulaire externe, non moins évidemment oblitérée. »

Plus loin il ajoute :

« Comme conséquences *locales*, vous comprenez maintenant : 1° que le pouls veineux qui existe si fort à droite ne se puisse faire sentir à gauche; 2° que le pouls radial gauche soit presque insensible par suite de la compression qu'exercent sur les artères sous-clavières et humérales la veine sous-clavière oblitérée et l'œdème du bras. »

Ajoutons qu'au bout de trois semaines, sous l'in-

fluence de cataplasmes chauds et largement lauda-
nisés, l'œdème du bras a disparu.

Les *anévrysmes de l'artère pulmonaire*, qui sont
d'ailleurs excessivement rares, donnent lieu à de
l'hydropisie aussi. Dans un cas observé par Skoda,
on avait trouvé un anévrysme de l'artère pulmonaire de la grosseur d'un œuf d'oie. Pendant la vie
le malade avait présenté des symptômes de troubles
circulatoires très-graves, de la cyanose et de l'hydropisie, mais sans que l'examen physique eût
fourni un éclaircissement quelconque.

Nous croyons devoir dire ici quelques mots sur
la *compression des veines caves*. On observe souvent
des oblitérations de la veine cave supérieure, des
oblitérations de la veine cave inférieure, et dans
quelques cas, très-rares, on a observé la compression
des deux veines caves à la fois.

D'après Grisolle (1), la veine cave supérieure est
aussi souvent oblitérée ou obstruée que la veine cave
inférieure. Ces oblitérations peuvent se faire par une
compression extérieure ou par une oblitération interne. La cause la plus fréquente de l'oblitération de
la veine cave supérieure, par compression extérieure,
est, d'après tous les auteurs, l'anévrysme de l'aorte.
Un des premiers exemples de compression de la
veine cave supérieure est celui publié dans les *Ar-*

(1) T. II. p. 340, neuvième édition.

chives générales de médecine de 1840 : il s'agissait d'un anévrysme de l'aorte. La tumeur anévrysmale, de la grosseur d'une orange, faisait saillie en ar-rière, descendait en partie sur le côté droit de l'aorte en comprimant l'oreillette gauche ; elle exerçait une forte compression sur la veine cave supérieure : il y avait œdème de la partie supérieure du corps et as-cite (1).

Après les anévrysmes de l'aorte, viennent par ordre de fréquence les tumeurs cancéreuses du mé-diastin ; nous avons cité, en traitant des compressions veineuses en général, le cas rapporté par Chomel, et il y en a beaucoup d'autres. Piorry rapporte un cas où la compression était exercée par un goître cancéreux pénétrant dans le thorax. On a vu la compression par des ganglions tuberculeux (Reld, Tonnelé). Le même accident peut être occasionné chez les enfants par un paquet de ganglions bron-chiques tuberculeux (Rilliet et Barthez). — Enfin, un cancer du sein peut, ainsi que le fait a été ob-servé par Lebert, pénétrer progressivement dans le thorax, comprimer la veine cave, et enfin la trans-former en sa propre substance. Un des cas les plus curieux est celui observé par Grisolle, où l'obstruc-tion résultait d'un retrait des parois veineuses qui étaient indurées, fibreuses et entourées d'un tissu dur, comme inodulaire, dont l'épaisseur et la rétrac-

(1) J. Reid, *The Edinburgh medical and chirurgical journal*, janvier 1840.

tion avaient amené l'oblitération presque complète du vaisseau.

Quant aux oblitérations internes dans les deux veines caves, la cause la plus commune est l'existence d'une concrétion sanguine. Presque toujours il s'agit de la prolongation d'un caillot ayant pris naissance dans une veine afférente. Les concrétions sanguines ne se forment primitivement dans les veines caves que dans les cas de compression.

Pour la veine cave inférieure, la compression est plus rarement exercée par un anévrysme de l'aorte descendante, et cela se conçoit, en raison de la fréquence beaucoup moindre des anévrysmes dans cette région et de la facilité plus grande que trouve la tumeur à se développer dans la cavité abdominale (Maurice Raynaud). Dans les observations de compression de la veine cave inférieure, on voit que les causes les plus communes ont été des ganglions lombaires ou mésentériques tuberculeux ; une tumeur cancéreuse développée, soit dans un des viscères de l'abdomen, soit dans un point quelconque de la paroi abdominale postérieure ; un abcès ossifluent de la colonne vertébrale symptomatique du mal de Pott, (Forster); un kyste de l'ovaire ; un kyste hydatique du foie, etc.

Nous ne voulons pas nous étendre plus longtemps sur les particularités, d'ailleurs si intéressantes, des oblitérations des veines caves ; cette question est traitée avec tous les détails dans le travail si remarquable de M. Raynaud (1), où l'on trouve rapportée l'observation de Stanius d'un cas d'oblitération des deux veines caves.

§ VI. — *Maladies de l'appareil respiratoire.*

Parmi les maladies de l'appareil respiratoire qui peuvent exercer une influence plus ou moins grande sur la production des hydropisies, nous devons parler, en premier lieu, de l'*emphysème pulmonaire*.

L'emphysème pulmonaire est dans la plupart des cas la conséquence de troubles mécaniques qui ont pour résultat de forcer la distension des alvéoles au delà des limites de leur élasticité. On l'observe à la suite des maladies à accès de toux violents, tels que ceux qui accompagnent la bronchite capillaire, la coqueluche, la bronchite chronique, etc. Dans l'asthme, qu'il soit simple ou catarrhal, il tendra comme toutes les oppressions et plus qu'elles, comme tous les catarrhes, à provoquer le développement d'un emphysème, qui n'est d'abord que transitoire ; mais pour peu que les accès se rapprochent ou s'aggravent, l'emphysème deviendra permanent ; la gêne intermittente de la respiration devient alors une oppression continue. (Voir pour plus de détails, l'art. *Asthme*, de M. le professeur G. Sée, dans le *Nouveau dictionnaire de médecine et de chirurgie pratiques*, t. III, p. 583.)

(1) Art. *Caves (veines)* dans le *Nouveau Dictionnaire de médecine et de chirurgie pratiques*, t. VI, p. 600.

Il ne s'agit pas ici, bien entendu, de ces emphysèmes pulmonaires aigus, de durée éphémère, ou simplement transitoires, qu'on observe chez l'enfant dans les bronchites et la coqueluche.

Nous voulons parler de ces emphysèmes chroniques, invétérés, incurables, qui altèrent la presque totalité du parenchyme du poumon. Dans ces cas, les aréoles du poumon distendues, forcées, rompues, sont anémiques, exsangues. Les capillaires de la région, détruits en grande partie, et vides, ne laissent plus passer le sang du cœur droit aux réseaux veineux qui doivent le ramener au cœur gauche. Dès lors, le champ de l'hématose étant largement détruit dans la partie supérieure et antérieure du parenchyme pulmonaire, le sang reflue avec force vers la partie inférieure et postérieure qui s'engoue et apporte ainsi un nouvel obstacle à la petite circulation. Le cœur droit se trouve ainsi surchargé par la stase de l'artère pulmonaire, mais, comme la valvule tricuspide sépare encore bien complètement la grande circulation de la petite, les troubles périphériques sont peu sensibles. Le cœur seul paraît le plus atteint. Le cœur droit s'hypertrophie pour suppléer à l'excès de tension, hypertrophie compensatrice qui prévient, tant qu'elle dure, les phénomènes de stase et les hydropisies, et à part les accès d'asthme, de suffocation et d'oppression, tout est compensé de la sorte au point de vue de la grande circulation. Plus tard le cœur se fatigue, l'hypertrophie s'accomplit surtout dans le sens du diamètre de la cavité ventriculaire qui s'accroît ; l'hypertrophie devient excentrique ; mais comme la valvule auriculo-ventriculaire correspondante ne suit pas le même développement, elle devient insuffisante, et alors la stase retentit jusque vers les grosses veines caves et de là à la périphérie du corps.

Pendant l'évolution de ces phénomènes (distension du cœur, insuffisance de la valvule tricuspide) le tissu cardiaque subit à la longue une modification : de charnu qu'il était, on le voit devenir graisseux, par cela même moins énergique, ce qui constitue autant de causes de stase veineuse.

Comme nous le voyons, le chemin à parcourir est long, il n'est donc pas étonnant que bon nombre d'emphysémateux ne soient pas atteints d'œdème. Ceux mêmes qui en sont frappés ne doivent pas désespérer de la présence de l'hydropisie qui peut disparaître : que le poumon soit moins congestionné, que l'état des forces du malade se relève, que son alimentation entretienne la vitalité du cœur, et l'on verra les choses rentrer dans l'ordre.

Cette hydropisie apparaît aux malléoles, monte vers la racine des membres et ne s'étend plus loin que dans les cas qui doivent être suivis de mort à courte échéance.

En somme, l'emphysème chronique du poumon a pour corollaire l'infiltration du tissu cellulaire, se produisant tardivement, après le développement de certaines lésions secondaires du cœur et de la valvule tricuspide, quand le poumon, exsangue supérieurement, congestionné inférieurement, ne vivifie plus le liquide nourricier et lui oppose une barrière difficile à franchir. Mais cette hydropisie peut être passagère, revenir au bout d'un temps plus ou moins long, suivant que le poumon s'engoue, se congestionne, ou au contraire, reprend sa souplesse habituelle dans les parties non envahies par l'emphysème. Quand ces malades emphysémateux sont constamment hydropiques, on peut être certain que le cœur est dilaté, la valvule tricuspide insuffisante, et enfin que le sang est déjà profondément altéré, ce qui se conçoit dans une maladie qui a pour premier résultat de diminuer l'activité de l'hématose.

Dans la période ultime de la tuberculose pulmonaire, on observe fréquemment des hydropisies ; ces hydropisies sont dues surtout aux thromboses qui se forment par suite de la cachexie et souvent à une dégénérescence amyloïde des reins, comme nous l'avons déjà dit en traitant des thromboses.

Dans la dernière période de la sclérose du poumon, on voit survenir la dilatation et l'hypertrophie du ventricule droit, par gêne de la circulation de l'artère pulmonaire ; lorsque la dilatation prend le dessus, ce qui est la règle, la cyanose apparaît, avec œdème partiel ou anasarque ; bref, *l'obstacle pulmonaire a forcé le cœur, le malade est en asystolie* (Jaccoud).

Après avoir étudié tous ces faits qui sont incontestables et admis par tous les auteurs modernes, en ce qui concerne l'influence des maladies chroniques de l'appareil respiratoire dans la production des hydropisies, nous allons aborder une deuxième partie de ce chapitre qui se prête beaucoup à la controverse et aux discussions.

Nous aurons à nous occuper maintenant d'une variété d'hydropisie, attribuée à des lésions des poumons et des bronches, décrite en Angleterre, par Abercrombie et par Darwall, et en France, par Cruveilhier et Hervieux.

Abercrombie donne la description suivante de cette hydropisie :

« La maladie survient soudainement et affecte ordinairement les personnes dans la vigueur de l'âge. Le premier symptôme est de l'oppression et de la difficulté à respirer, et dans un court espace de temps le gonflement hydropique se produit. L'état de la respiration varie dans les différents cas. Quelquefois il y a un sentiment d'oppression ou de resserrement, sans toux ni douleur. Dans d'autres circonstances la douleur existe ; elle est accrue par une inspiration profonde, et elle s'accompagne d'une toux déchirante et douloureuse. D'autres fois il y a une grande oppression qui empêche le malade de rester couché, si ce n'est dans une position particulière ou qui même l'en empêche complètement. Le pouls est assez fréquent, quelquefois de bonne force, mais faible le plus souvent, et dans certains cas irrégulier. Le gonflement hydropique s'observe ordinairement, d'abord à la face, de là il s'étend au tronc et aux extrémités. L'urine est rare et foncée en couleur ; dans quelques cas elle est coagulable ; dans d'autres on n'y découvre aucune trace d'albumine. Si la maladie est abondonnée à elle-même, la tuméfaction augmente et la respiration devient de plus en plus gênée. Cette affection peut se terminer d'une manière fatale en peu de jours, ou se prolonger pendant la durée de plusieurs semaines » (1).

Avant d'aller plus loin, disons que cette description est susceptible de plusieurs objections. D'abord pas un mot n'est dit sur l'état du cœur ; d'un autre côté en parlant des urines, il dit *que dans quelques cas elle était coagulable*, et enfin les détails anatomo-pathologiques manquent complètement, de façon que nous sommes porté à croire, d'après les détails que donne Aberchrombie sur cette hydropisie, que l'affection des poumons n'était pas probablement la cause de l'hydropisie, et qu'Aberchrombie n'a pas fait le départ des cas avec des détails suffisants pour lever tous les doutes, comme le fait remarquer M. Littré (2).

D'autres auteurs anglais ont attribué le développement de l'hydropisie à l'action de certaines bronchites chroniques. Voici la description qu'en donne

(1) Aberchrombie (J.). *Observations on certains dropsical affections which are successfully treated by blood-letting.* Dans *The Edinburgh med. and surg. Journal*, 1818, t. XIV, p. 163.
(2) Loc. cit.

Darwall (1) : « Les phénomènes, excepté pour la rapidité de la marche, ne diffèrent pas de ceux de l'hydropisie due à l'inflammation du poumon. La face et les extrémités supérieures sont, dans les deux cas, les premières parties qui deviennent œdémateuses ; quelquefois cet œdème est si léger qu'il occasionne seulement un peu de raideur au moment du réveil, et les malades ne soupçonnent pas qu'il soit lié au gonflement des paupières ; un peu plus tôt, un peu plus tard, les chevilles se tuméfient, et, à cet état, l'affection peut rester à peu près stationnaire des mois et même des années. La bronchite chronique étant exposée à des exacerbations plus ou moins aiguës, l'hydropisie, dans ces cas, s'aggrave, et puis diminue, quand la maladie primitive diminue elle-même. »

Darwall rapporte le cas d'un malade qu'il a vu passer de cette façon sept ou huit ans sans changement considérable, jouissant durant l'été d'une santé passable, et menacé dans l'hiver par de nouvelles attaques, d'une fin prochaine. A la longue, l'hydropisie fait des progrès plus rapides ; le tissu cellulaire tout entier est infiltré ; la sérosité s'épanche dans les cavités des membranes séreuses, et la mort arrive soit par les altérations qui s'établissent dans une de ces cavités, soit par suffocation, soit par des accidents cérébraux.

M. Littré, dans son article *Hydropisie* (2), auquel

(1) *Cyclopædia of pract. med.*, art. *Dropsy*. 1833.
(2) Loc. cit.

nous avons emprunté les détails qui précèdent, fait remarquer qu'on n'observe rien de semblable à Paris, où il est si fréquent de voir des pneumonies, des bronchites aiguës ou chroniques, produisant des dyspnées quelquefois excessives, sans amener aucune hydropisie.

La description de cette hydropisie, donnée par Darwall, manque aussi complètement de quelques détails d'une importance capitale : d'abord il n'a pas constaté les lésions cadavériques ; pas un mot n'est dit sur l'état du cœur, et surtout, il ne dit pas si les urines étaient coagulables oui ou non. Le début par les paupières de cette hydropisie, sa marche insidieuse, nous font incliner à croire qu'il s'agissait dans ces cas d'une albuminurie, avec ou sans affection cardiaque.

Grisolle n'admet pas non plus ces hydropisies symptomatiques d'affections aiguës ou chroniques du poumon. Voici ce qu'il dit à ce sujet (1) :

« Nous n'admettons pas non plus, et cela contrairement à Aberchrombie et à quelques autres médecins anglais, l'existence d'hydropisies symptomatiques de maladies aiguës ou chroniques du poumon, car personne en France n'a rien constaté de pareil : d'ailleurs, il serait facile de prouver que les infiltrations et les épanchements séreux qui surviennent dans le cours de quelques-unes de ces affections s'expliquent toujours par une des causes qui pro-

(1) Grisolle. *Traité de pathologie interne ;* neuvième édition ; t. I, p. 786.

duisent habituellement les hydropisies, c'est-à-dire par un obstacle à la circulation veineuse, ou par une altération du sang. »

L'observation la plus curieuse de toutes (d'œdème lié à la gêne de la respiration) est sans doute celle que rapporte Baglivi (1) ; la voici :

« Un avocat de haute taille, ayant beaucoup d'embonpoint et la face rouge, livré presque sans relâche à l'étude et aux travaux de sa profession, avait porté près de neuf ans, dans la narine gauche, un polype qui lui gênait la respiration et qui l'empêchait d'exécuter facilement l'acte de l'inspiration. Néanmoins il mangeait et dormait bien, les évacuations alvines étaient naturelles, et, du reste, il ne ressentait aucune incommodité ; seulement l'abdomen prenait de jour en jour un plus grand développement, et les pieds enflaient considérablement. Cet avocat suait à l'occasion du moindre mouvement, et il respirait difficilement quand il faisait quelque marche, car c'était alors surtout que le polype rendait la respiration difficile : aussi le ventre, ainsi que les pieds, se tuméfiaient de plus en plus. Enfin il se fit extirper la tumeur par un habile chirurgien. La liberté fut rendue à la respiration, et chose surprenante, en vingt jours l'abdomen diminua de deux palmes ; bientôt après les pieds perdaient leur tuméfaction, et le malade guérit. Sa figure était colorée et naturelle ; en conséquence, la tuméfaction était due, non à des obstructions dans les viscères, mais à une gêne qu'éprouvait la circulation dans l'abdomen. L'air, ne pénétrant pas librement dans le poumon à cause de la présence du polype, ralentissait la circulation, les liquides du poumon n'étant pas soumis à une aussi forte pression que cela était nécessaire pour l'intégrité de la santé dans un corps aussi considérable ; et ce ralentissement dans le cours du sang produisit le gonflement des pieds et la tuméfaction du ventre : accidents qui disparurent dès qu'un libre accès fut rendu à l'air dans les poumons. »

(1) *De sanguine et de respiratione.* p. 458.

Nous n'avons reproduit cette observation qu'à titre de simple curiosité; d'ailleurs nous sommes loin de partager les idées de l'auteur, et d'admettre les conclusions qu'il croit pouvoir tirer de cette observation. Cette observation, recueillie à une époque où l'auscultation n'était pas encore connue, manque de détails sur l'état du cœur et de la poitrine; même silence pour l'état des urines.

Le savant clinicien de Dublin, Graves, attribuait une grande influence aux bronchites et aux pneumonies sur la formation des hydropisies. Il dit : « Le plus ordinairement, l'hydropisie est la conséquence d'une lésion viscérale profonde. Lorsqu'elle est produite par une affection thoracique, bronchite, pneumonie ou lésion cardiaque, la tuméfaction œdémateuse débute toujours par la face, le cou, le tronc et les membres supérieurs » (1).

Nous trouvons plus loin, dans son ouvrage, une observation qu'il rapporte de bronchite aiguë compliquée d'œdème aux extrémités inférieures. La voici :

OBSERVATION.

BRONCHITE AIGUE, COMPLIQUÉE D'ŒDÈME DES EXTRÉMITÉS INFÉRIEURES.

(Extrait de la *Clinique médicale de Graves*.)

Matthew Gray est un homme d'un âge mûr et d'une constitution robuste. A son entrée dans le service, il nous a dit

(1) GRAVES, *Leçons de clinique médicale*, traduites par Jaccoud, 1871, t. II, p. 409.

qu'il était malade depuis douze jours ; il avait de la fièvre, de la dyspnée ; il toussait, et il se plaignait d'une sensation de constriction autour de la poitrine. La toux était dure, brève et continuelle ; elle empêchait complètement le sommeil, et elle augmentait toutes les fois que le malade essayait de faire une inspiration profonde. La respiration était sifflante, l'oppression considérable : l'expectoration peu abondante se composait de mucosités spumeuses. Le pouls, à 84, était mou et un peu faible ; l'appétit était perdu ; il y avait des nausées ; les membres inférieurs étaient œdématiés. La percussion de la poitrine donnait une sonorité normale; les signes stéthoscopiques étaient ceux de la bronchite qui arrive à la période d'hypersécrétion. Il existait, en outre, des signes de congestion dans la région postéro-inférieure du poumon.

Cette observation, très-incomplète d'ailleurs, ne prouve rien non plus sur l'influence que les maladies aiguës des voies respiratoires pourraient avoir dans la pathogénie des hydropisies.

Rayer rapporte l'observation (1) d'une femme (âgée de 23 ans) qui avait une ascite liée à une altération pulmonaire. La malade ne présentait que les symptômes d'un emphysème pulmonaire et d'une bronchite chronique. Dans cette observation, quoiqu'on n'ait rien trouvé du côté du cœur, quoique les urines ne présentassent pas d'albumine, quoique le foie et la rate conservassent leur volume normal et qu'on n'eût découvert d'oblitération des gros troncs veineux, nous ne croyons pas qu'on en pût rien conclure. L'examen nécroscopique manque pour élucider la question. Qui sait si on n'aurait pas rencontré une affection du cœur droit consécutive à l'affection pul-

(1) *Gazette des Hôpitaux*, 16 février 1847.

monaire ? Il est même bien probable qu'on aurait eu l'occasion de la constater.

M. Hervieux a publié aussi deux autres observations prises dans le service de M. Rayer (1) :

1re OBSERVATION. — Légère (Étienne), cuisinier, âgé de 66 ans, né à Paris, demeurant rue Grange-aux-Belles, 34, est entré à l'hôpital de la Charité, salle Saint-Michel, no 38, le 1er mars 1847. La maladie pour laquelle cet homme est admis dans le service est une bronchite chronique compliquée d'emphysème ; il présentait un épanchement ascitique assez développé. De même que dans l'observation précédente, on ne peut conclure à aucune autre cause de l'hydropisie qu'à l'affection pulmonaire ; car, après avoir examiné tous les organes avec le plus grand soin, on n'a constaté aucune lesion. Mais voici une autre observation qui est plus probante, car on a pu faire l'autopsie.

2e OBSERVATION. — Le 22 mars 1847, Leballeur (Fr.), tailleur, âgé de 66 ans, né au Mans, demeurant place Saint-Germain-l'Auxerrois, 43, est entré à l'hôpital de la Charité, salle Saint-Michel, no 19.

Cet homme, en fait de maladies antérieures, assure n'avoir jamais eu qu'un catarrhe pulmonaire. A l'époque dont nous parlons, outre les symptômes d'une bronchite chronique, il éprouva des étouffements qui le forcèrent de suspendre son travail, et avec l'apparition desquels coïncida la perte du sommeil, des forces, de l'appétit. Le malade s'alita ; les symptômes de la bronchite s'exaltèrent, la dyspnée devint extrême, et l'hydropisie gagna les membres inférieurs, le tronc, voire même la face et le cou.

Le patient rejette un mucus mousseux, filant ; 48 inspirations par minute et 94 pulsations faibles et irrégulières. L'auscultation de la poitrine ne permet que d'entendre des râles muqueu et à grosses bulles, que remplacent parfois des râles sonores et ronflants : nulle part du souffle ou du râle fin de

(1) *Gazette des Hôpitaux*, 10 avril 1847.

la pneumonie. La percussion ne donne qu'un son obscur dans toute l'étendue des deux poumons.

Rien au cœur. Les urines, traitées à diverses reprises par la chaleur et par l'acide nitrique, n'ont fourni aucun précipité.

L'examen de la cavité abdominale et des membres inférieurs ne nous a fait reconnaître aucun obstacle à la circulation veineuse.

Le malade succombe peu de jours après.

Autopsie. Les poumons ayant été extraits de la cavité thoracique, nous pûmes constater de vieilles adhérences entre le poumon droit et la plèvre correspondante ; à gauche, rien de semblable ; mais la séreuse de ce côté contenait sept à huit cuillerées d'un liquide assez limpide. Les deux poumons étaient profondément engoués. Incisés avec le scalpel, ils laissent écouler une quantité assez grande de sérosité sanglante. Pas la moindre trace d'emphysème.

Le cœur détaché, incisé et examiné avec le plus grand soin, n'a offert aucune altération, ni dans sa membrane d'enveloppe, ni dans ses parois, ni dans la séreuse qui le tapisse, ni dans les valvules sigmoïdes ou mitrales.

L'appareil biliaire était intact.

La rate un peu ramollie était de volume normal.

Les reins, plus petits que la normale, n'offraient rien à l'intérieur ou à l'extérieur qui rappelât la maladie de Bright.

Les gros vaisseaux suivis et ouverts avec soin montraient une intégrité parfaite.

La cavité abdominale contenait une quantité notable d'un liquide séreux, transparent.

Après avoir reproduit ces observations, qui ont servi à quelques auteurs pour admettre que certaines maladies aiguës des voies respiratoires pouvaient déterminer la formation d'hydropisies, nous allons, pour finir, dire en peu de mots ce que nous croyons qu'on doit en penser.

Pour ce qui est des maladies chroniques des voies respiratoires, nous avons déjà vu, au commencement de ce paragraphe, comment quelques-unes (l'emphysème en particulier) pouvaient, dans de certaines conditions, devenir le point de départ d'hydropisies. Nous avons expliqué le mécanisme d'après lequel ces hydropisies se faisaient, c'est-à-dire, par l'intermédiaire du cœur droit qui, gêné dans ses fonctions, finit par s'altérer. Ainsi, ce n'est qu'indirectement qu'elles peuvent arriver à les produire.

Mais, quant aux hydropisies dont nous avons parlé en dernier lieu, et qu'on a décrites comme étant liées à des affections aiguës des bronches et des poumons, nous ne pouvons pas les admettre. Les observations que nous avons trouvées dans la science, et dont nous avons résumé quelques-unes ne nous ont nullement convaincu. La dernière observation, seule, paraît concluante, et encore ne l'est-elle pas. Si des faits de cette nature existaient, on ne manquerait pas de les observer souvent à Paris, où les maladies aiguës des bronches et des poumons sont tout aussi fréquentes, tout aussi graves qu'ailleurs, sans qu'elles soient accompagnées d'hydropisies. Dans les cas où celles-ci se manifesteraient, nous croyons qu'on pourrait arriver toujours à découvrir leur origine dans une des causes habituelles des œdèmes.

§ VII. — *Maladies des organes intraabdominaux.— Compression de la veine porte.*

On observe souvent de l'ascite dans certaines ma-

ladies du foie; au premier rang il faut placer celles
où il existe une altération de texture de l'organe,
qui produit l'oblitération et l'obstruction du système
de la veine porte. La cirrhose est l'affection qui réa-
lise le mieux ces conditions; ici l'ascite manque
rarement. Andral a presque toujours constaté la
coïncidence de l'ascite avec cette maladie. Sur 42
cas de cirrhose, Becquerel ne l'a vue manquer que
3 fois. E. Gintrac rapporte 6 cas de cirrhose, et dans
aucun, l'ascite n'a fait défaut. Frerichs ne l'a vue
manquer, sur 36 cas, que 12 fois. L'ascite, dans ces
cas, est déterminée par l'étranglement des rameaux
de la veine porte, par suite de l'hyperplasie de la
capsule de Glisson. Disons, enfin, que Becquerel a
démontré la coïncidence fréquente de la cirrhose
avec la maladie de Bright.

En parcourant les très-nombreuses observations
de Frerichs, on remarque que ni la congestion du
foie, ni l'hépatite, ni l'atrophie jaune aiguë, ni le
foie gras, ne donnent jamais lieu à l'ascite, ou, au
moins, elle n'existe que concurremment avec d'autres hydropisies, avec une anasarque qui tient à
d'autres causes.

Les hypertrophies pures et simples du foie, quelque soit le volume de l'organe, ne donnent point lieu
aux hydropisies, à moins qu'à la façon d'une tumeur
cet organe ne pèse sur un gros tronc veineux. Les
vaisseaux qui sillonnent le foie n'éprouvent aucune
gêne, aucune interception dans ces cas.

Les tumeurs, telles que les carcinomateuses, les

kystes hydatiques, etc., ne déterminent d'épanchement de sérosité que dans les cas où, par leur situa-
tion, elles apportent une gêne à la circulation veineuse de l'organe.

Rarement on a vu l'augmentation de volume de la
rate comprimer la veine-porte ou l'une de ses bran-
ches, et par suite de cette compression, produire un
épanchement ascitique. Ainsi, il ne faudrait pas attribuer à cette cause les hydropisies qu'on observe
dans la cachexie paludéenne. M. Abeille, dans
19 autopsies d'individus ayant une rate énorme, n'a
pas trouvé une goutte de liquide dans le péritoine
ni dans les membres inférieurs. M. Abeille eut l'occasion d'examiner, en Corse, 100 malades qui
avaient des rates « monstrueuses, » par suite de
fièvres anciennes, et dans ce nombre il n'en a trouvé
que 7 avec des hydropisies à des degrés divers.
L'atrophie de la rate ne détermine pas non plus
des suffusions séreuses; d'ailleurs on a pu enlever
la rate chez certains animaux, sans que cette opération amenât aucune hydropisie.

Quant aux reins, leur hypertrophie simple ne
saurait produire d'hydropisie. On observe parfois
des hydropisies quand il y a des tubercules, des
kystes nombreux qui compriment et oblitèrent des
vaisseaux sanguins en des points nombreux; et il
s'y ajoute alors que les reins, se trouvant hors d'état
de pouvoir remplir leurs fonctions, il y a rétention

d'eau dans le sang (Abeille). L'ascite a été signalée dans quelques cas de cancer du rein.

Des maladies du pancréas peuvent, dans des cas rares, déterminer l'ascite : on a vu le cancer pancréatique, où l'organe induré et augmenté de volume comprimait la veine-porte.

Frerichs rapporte 28 observations d'obstruction de la veine-porte et montre que l'ascite ne faisait défaut que dans 3 cas seulement; dans un de ces cas, il y eut des ruptures vasculaires, permettant au sang de se répandre à la surface de la muqueuse digestive, ce qui expliquerait l'absence de l'ascite.

Les cas d'oblitération de la veine-porte par des thromboses ne sont pas très-rares. Il y a des observations publiées par Duplay, Després, etc. E. Gintrac présenta à l'Académie (1843) l'observation d'un ascitique, à l'autopsie duquel il existait une ossification de la veine-porte, au niveau du point de jonction des veines spléniques et mésentériques supérieures (1).

On observe aussi de l'ascite dans les cas de di-

(1) Il y a d'autres exemples d'ossification de la veine-porte dans la science :

— Observations de Raikem (*Mémoires de l'Académie de Belgique,* 1848, t. I, p. 40).

— Cas de MM. Bourdon et Piédagnel.

— Cinq cas de Phœbus (*De concrementis venarum osseis et calculosis,* Berlin, 1832).

— A. Frisson d'Orléans (*Gazette des Hôpitaux,* 1846).

— Eraigie (*Archives de médecine,* 1851).

— Barth (*Bulletin de la Société anatomique,* 1851).

verses tumeurs pouvant comprimer la veine-porte, telles que la tuberculisation des ganglions mésentériques; parfois des corps fibreux de l'utérus (2 cas de Cruveilhier); des kystes de l'ovaire (2 cas de Cruveilhier), etc. Enfin, notre excellent ami le Dr S. Pozzi a communiqué à la Société anatomique, en 1870, une observation où l'on trouva la veine-porte comprimée par des *ganglions simplement hy-pertrophiés*. La voici :

OBSERVATION.

COMPRESSION DU CANAL CHOLÉDOQUE ET DE LA VEINE PORTE PAR DES GANGLIONS HYPERTROPHIÉS.

B... (Jean), maréchal-ferrant, 61 ans, entré le 12 janvier, salle Saint-André, n° 1, pour un érysipèle de la face développé autour d'une excoriation du nez.

Fièvre intense, subdélirium, ictère. Sous l'influence d'un traitement approprié, la guérison de l'érysipèle est rapidement obtenue. Un petit abcès du cuir chevelu est ouvert et se cicatrise. L'ictère seul persiste. Le malade a une double otorrhée, et il est très-sourd. En outre il est peu intelligent, et on n'obtient de lui qu'avec une extrême difficulté des réponses précises. Après la guérison de l'exanthème, son état se maintient stationnaire pendant plusieurs semaines. Le voici brièvement résumé : la maigreur extrême est ce qui frappe tout d'abord ; elle est vraiment squelettique. Une teinte jaune clair colore uniformément la peau et les sclérotiques. Les urines, rares et brunes, donnent par l'acide nitrique la réaction caractéristique de la présence du pigment biliaire. Ni albumine, ni sucre. Le foie, à la percussion, est trouvé petit. On n'atteint pas son bord libre sous les fausses côtes. Il n'y a aucune tumeur ni résistance à l'hypochondre droit, à l'épigastre ou dans une autre région de l'abdomen. La palpation n'est nulle part douloureuse. Il n'y a pas non plus de douleur spontanée, pas d'ascite. Le malade ne se plaint de rien que de son dégoût pour les aliments. Il a une aversion particulière pour la viande ; il ne mange que des légumes et manifeste un goût prononcé pour les aliments sucrés. Il aime beaucoup le vin, qui est, dit-il, *la seule chose qui le soutienne*. Il avoue avoir, depuis longtemps, des habitudes alcooliques. Le pouls bat en moyenne 72. Les renseignements qu'il peut donner ne sont guère précis. Il ne sait pas depuis combien de temps il est atteint d'ictère ; mais *il y a au moins un an qu'il ne mange plus* et qu'il a commencé à maigrir. Il était, du reste, plongé dans la plus extrême misère. On doit noter qu'il n'a jamais eu de vomissements et n'a jamais rendu de sang ou de matières noires dans les selles.

Jamais de coliques hépatiques. Il y a depuis longtemps de la constipation.

L'état du malade est sensiblement stationnaire pendant la fin de janvier et les premiers jours de février. Alors surviennent, dans l'espace d'une semaine, trois hématémèses d'un verre chacune environ. On constate en même temps un commencement d'ascite, et l'hypochondre droit devient douloureux. Les selles, devenues diarrhéiques, sont remarquablement fétides. Le 16 mars, l'ascite est considérable ; il y a de l'œdème des malléoles et des poignets et une tache purpurique sur la cuisse gauche. Pas d'albuminurie. Le malade ne se lève presque plus. Un érysipèle se déclare autour de l'oreille et sur la joue du côté gauche. On observe que, pendant toute la durée de l'exanthème, le pouls demeure lent. Après sa disparition le malade reste très-affaibli. De nouvelles taches pétéchiales se montrent sur les cuisses et les avant-bras. Il succombe le 30 mars aux progrès de la cachexie.

Autopsie vingt-quatre heures après la mort.

Cavité thoracique. — Rien de notable ; poumons sains.

Cavité abdominale. — Ascite considérable.

Estomac sain. La muqueuse a seulement une teinte ardoisée. Rien de notable dans les intestins ni dans la rate, assez volumineuse.

Les ganglions qui se trouvent autour de l'aorte et au point d'insertion du mésentère sont très-nombreux et gros. Partout ailleurs l'appareil ganglionnaire n'offre aucune hypertrophie.

Les reins, fortement ictériques, ne paraissent pas graisseux. Pancréas sain. Le foie est petit, la surface est lisse ; à la coupe il ne présente ni noyaux, ni granulations ; sa substance est d'une couleur ocre uniforme. Il semble vraiment qu'elle soit imbibée de bile.

On note, sur la séreuse viscérale, quelques points blanchâtres dus à son épaississement.

On a pris soin de détacher, avec le foie, le pancréas, le duodénum et tous les vaisseaux. En renversant ce viscère, on voit la vésicule gorgée de bile, ainsi que les conduits hépatique et cystique, et le canal cholédoque, qui est presque du volume d'un tuyau de plume d'oie. On ne perçoit, du reste, qu'une faible portion de ce canal. Inférieurement, il plonge dans un amas ganglionnaire gros comme un œuf, qui surmonte le pancréas.

En pressant sur la vésicule biliaire, on ne parvient pas à faire couler la bile dans l'intestin; toutefois, en continuant quelque temps la pression, on voit, en un point de la muqueuse duodénale, apparaître une teinte verte; c'est l'indice qu'une faible quantité de bile est parvenue à traverser la partie inférieure du conduit.

Par une dissection attentive, les ganglions sont détachés; l'obstacle qui s'opposait au cours de la bile étant alors levé, on peut, en pressant sur la vésicule, faire facilement couler la bile dans le duodénum.

Les ganglions qui sont immédiatement accolés au canal cholédoque sont vert très-foncé, imbibés de bile; les autres qui les entourent ont l'aspect normal.

Il existe autour de la veine-porte de nombreux ganglions; ils ne sont pas, comme les précédents, réunis en une même masse, traversée par le vaisseau. Il n'en est pas moins évident qu'une compression était exercée par eux sur la veine.

L'examen microscopique que M. Hayem, préparateur d'anatomie pathologique à la Faculté, a bien voulu faire des pièces, a montré les cellules hépatiques infiltrées de pigment biliaire et ayant subi un certain degré d'altération graisseuse. Le tissu connectif interstitiel n'offrait pas d'hyperplasie. Il n'existait, en un mot, aucune trace de cirrhose.

Les ganglions avaient la structure normale; point de dégénérescence tuberculeuse, cancéreuse ou lardacée.

Le fait primordial était donc chez ce malade, l'adénite chronique des ganglions *sus-aortiques* (Sappey).

La sténose du canal cholédoque, la compression de la veine porte étaient de simples conséquences.

M. Pozzi fait, après cette observation. les réflexions suivantes :

« J'ai cherché vainement dans les auteurs, en particulier dans Frerichs et dans les Bulletins si riches de la Société anatomique, un cas analogue. Dans les observations qui peuvent être rapprochées, toutes les fois que les ganglions ont été la cause d'une compression du canal cholédoque, ils étaient le siége d'une dégénérescence. Il n'y a pas un seul fait d'hypertrophie simple comme celui qui vient d'être relaté. »

CHAPITRE V.

DES HYDROPISIES EXOSMOTIQUES.

Après avoir étudié les hydropisies d'origine mécanique, nous devons passer à l'étude des hydropisies que nous rangeons dans notre deuxième classe, et que nous appelons *exosmotiques* ou *physiques*. Pour justifier ce second titre, nous ferons remarquer, ainsi que l'a fait notre savant maître M. le professeur G. Sée, qu'un grand nombre de ces hydropisies, réputées autrefois d'ordre chimique, devraient, à plus juste titre, être regardées comme d'ordre physique ; car, si leur cause première réside dans une altération de la composition chimique du sang, cette altération n'agit qu'autant qu'elle apporte des modifications aux phénomènes physiques de l'osmose.

Nous avons donc à nous occuper ici des altérations du sang capables de produire des hydropisies. Disons, avant d'aller plus loin, que nous ne traiterons pas ici de l'altération du sang connue sous le nom d'*inopexie*, et encore admise par la plupart des pathologistes. Nous nous sommes expliqué assez longuement sur ce sujet quand nous avons étudié la formation des thromboses. Rappelons, toutefois, que nous n'éprouvons pas le besoin d'admettre cette altération, purement hypothétique du reste, et que personne n'a jamais démontrée. D'ailleurs, si l'inopexie existait, on ne pourrait pas placer les hydropisies qui en seraient la conséquence dans cette classe (par altérations du sang), car elle ne les produirait qu'indirectement, en déterminant la formation de caillots fibrineux obstruant les veines; dès lors, ces hydropisies seraient d'ordre mécanique et devraient être classées comme telles.

On a considéré l'hydrémie comme pouvant déterminer des hydropisies; cette opinion s'appuyait sur plusieurs expériences. Schelze et Hales rendaient des animaux hydropiques en leur injectant de l'eau dans les veines, en augmentant ainsi subitement la masse du liquide sanguin. Magendie fit aussi des expériences d'où il résulte que, si l'on injecte avec force une grande quantité d'eau dans une artère, on voit toutes les surfaces où se distribue le vaisseau laisser transsuder une quantité d'eau d'autant plus considérable que l'injection aura été poussée avec plus de force.

Claude Bernard a injecté jusqu'à 1,120 grammes d'eau dans la veine jugulaire d'un chien, et l'animal succomba sans que dans cette expérience il dise s'il y eut de l'œdème du tissu cellulaire. Cependant, l'illustre professeur du Collége de France fait remarquer que, dans les injections d'eau abondantes, surtout lorsqu'on les fait par les artères, il y a production assez rapide d'hydropisies, tandis que, dans les injections par les veines, ces phénomènes n'arrivent que beaucoup plus tard (1).

MM. Hayem et Carville, qui ont repris dans ces derniers temps ces expériences, ont montré que la production de l'hydropisie était loin d'être constante, et qu'elle était subordonnée aux trois conditions suivantes : une injection d'eau énorme; l'absence d'élimination par les différents émonctoires (reins, peau, poumons); enfin, une augmentation considérable dans la pression intra-vasculaire.

Ainsi, c'est l'augmentation considérable dans la pression intra-vasculaire, par suite de l'énorme quantité d'eau injectée, qui détermine la transsudation à travers les parois des vaisseaux. On pourrait ajouter que la suffusion est favorisée aussi probablement par l'altération du sang, les parties constituantes de ce fluide changeant de rapports avec la quantité totale à cause de l'eau injectée.

Dans aucune maladie, nous ne croyons pas qu'il y ait une augmentation de l'eau du sang si considérable que celle produite par ces expériences. Les individus qui ingèrent une grande quantité d'eau, comme les diabétiques, par exemple, ou autres, ne deviennent jamais hydropiques, à moins qu'il y ait d'autres causes.

Les hydrémies constantes ont été même contestées; il est bien probable que dans ces cas il n'y a pas eu augmentation *absolue* d'eau, mais qu'il y a

______

(1) *Leçons sur les liquides de l'organisme*; t. I, p. 34.

diminution des globules, ce qui fait paraître l'eau augmentée.

On a accusé les anémies, en général, comme pouvant produire des hydropisies ; il faut qu'il y ait diminution de la quantité de l'albumine du sang pour que l'anémie puisse donner lieu à des hydropisies. Nous verrons bientôt quelles sont ces anémies. Pour M. Andral, l'anémie ne produit jamais d'hydropisie ; les changements de proportion dans les globules ou la fibrine n'entraînent pas de suffusions séreuses. Nous ne croyons pas non plus que la diminution du nombre des globules ou de la fibrine ait une influence quelconque sur la formation des œdèmes.

Pour nous, la seule altération du sang qui puisse le rendre capable de laisser transsuder ses parties aqueuses à travers les parois vasculaires, est la *désalbuminémie* ou *hypo-albuminose*.

La diminution de l'albumine est un fait acquis à la science depuis les beaux travaux hématologiques de MM. Andral et Gavarret, Becquerel et Rodier. Becquerel est allé bien trop loin en croyant qu'il n'y a pas d'hydropisie sans albuminurie coexistante ou préalable. Dans les cas, en effet, où l'on ne constatait pas la moindre trace d'albumine dans les urines au moment où se manifestait l'hydropisie, Becquerel soutenait que l'albuminurie n'en avait pas moins existé, ne fût-ce qu'un jour. C'est ainsi qu'il rapporte 11 observations d'hydropisies aiguës sans albuminurie constatée, mais dans lesquelles, suivant lui, celle-ci avait eu lieu préalablement et etait passée inaperçue.

Quelles sont les causes de l'*hypo-albuminose du sang?*

Suivant M. le professeur Sée, l'hypo-albuminose peut être le résultat de causes directes ou indirectes.

A. — L'hypo-albuminose par cause directe est celle qui résulte du manque d'introduction de l'albumine. C'est ce qui arrive dans l'*anémie par inanition*, qui est la conséquence des alimentations insuffisantes, déterminant à la longue les mêmes phénomènes que l'abstinence. Ici il y a une perte du poids corporel, qui se continue uniformément pendant toute la durée de l'inanition, et l'animal meurt dès que le poids initial a diminué des 40 centièmes (Bouchardat).

Le sang éprouve alors des altérations, et on a vu l'eau du sérum s'élever de 787 (chiffre moyen) a 829; les globules paraissent diminuer. Cependant on n'est pas très-fixé sur la diminution des globules, que les recherches de Gavarret, de Poggiale, tendraient à faire admettre, contre les résultats de Panum, qui sont contraires. La fibrine ne se modifie pas d'une façon sensible; c'est l'albumine qui diminue de la manière la plus sensible, et cela dès les premiers jours (G. Sée); la dépréciation est de près de 50 p. 100.

Cette diminution de la quantité de l'albumine rend compte de plusieurs des phénomènes qu'on a l'occasion d'observer dans les inanitions, et en particulier des hydropisies, qui en sont quelquefois la suite. Ces hydropisies ont été désignées sous le nom d'*hydrops famelicus*. L'influence de l'inanition sur la production des hydropisies a été démontrée expérimentalement par une récente et ingénieuse expérience de Brücke (1). Il place dans un bocal humide une grenouille à laquelle il a sectionné le nerf sciatique, puis laisse jeûner l'animal; au bout de quelque temps, le membre paralysé s'œdématie; il nourrit alors copieusement la grenouille, l'œdème disparaît pour revenir sous l'influence d'une nouvelle abstinence, et ainsi de suite.

C'est à cette cause qu'il faut rapporter ces hydropisies qu'on a observées dans les cas de disette, comme par exemple à Eichsfeld en 1771; la disette de Flandres (Mareska); plus récemment en Irlande, etc. Cependant il ne faudrait pas croire que ces hydropisies par alimentation insuffisante sont si fréquentes. Virchow n'a observé cette hydropisie, ni dans l'épidémie de la Silésie supérieure, ni dans la disette de Spessart.

Voici ce que dit M. le professeur G. Sée à propos de ces inanitions épidémiques (2) :

« La pâleur et l'amaigrissement constituent les premiers signes qui caractérisent la dénutrition; puis les mouvements deviennent lents et faibles; les digestions se troublent, et bientôt se manifeste

(1) Uhle et Wagner, Nouveaux Elé. de path. gén., 1872, p. 277.
(2) Loc. cit. p. 160.

la série des altérations du sang. Par suite de la privation d'aliments, les matières plasmatiques du sang s'usent pour l'entretien du fonctionnement organique; puis, comme elles ne sont pas remplacées, le sang devient séreux, en même temps que les globules diminuent d'une manière absolue, et que l'albumine subit une dépréciation de plus de moitié ; si les lésions et leurs causes persistent, il peut en résulter une désalbuminémie, et par conséquent une prédisposition à l'hydropisie. »

Ajoutons, pour terminer ce qui concerne l'influence des alimentations insuffisantes sur la diminution de l'albumine du sang, que M. Andral a fait des analyses sur le sang des moutons qui deviennent hydropiques pour avoir été nourris dans des lieux humides, avec des pâturages de mauvaise qualité; il y a toujours trouvé qu'il y avait une diminution de la quantité de l'albumine dans le sérum du sang.

Enfin, voici des analyses faites par MM. Becquerel et Rodier, et que nous croyons devoir reproduire. Dans ces deux observations, le chiffre de l'albumine est tombé à 65,43 et à 51,30.

Analyse de 1000 grammes de sang.

	Homme de 60 ans misérable, affaibli, et atteint d'hydropisie sans causes organiques appréciables.	Homme de 64 ans misérable, vivant de privations ; défaut d'alimentation atteint d'hydr. cachect.
Densité..................	1051.10	1033.05
Eau....................	825.94	876.72
Globules...............	101.96	64.96
Parties solides du sérum.	68.50	55.04
Fibrine................	3.60	3.18

Analyse de 1000 grammes de sérum.

Densité	1025.10	1020.51
Eau	923.50	937.86
Albumine	65.43	51.30
Matières extractives et sels.	11.07	10.84

B. — Les causes indirectes qui produisent l'hypo-albuminose sont les déperditions de l'albumine.

On peut perdre de l'albumine par plusieurs voies.

Les *hémorrhagies considérables et répétées* donnent lieu, dans quelques cas, à de l'hydropisie. Avec le sang rendu, on perd de l'albumine; si l'hémorrhagie n'est pas considérable, elle n'entraîne qu'une partie restreinte de ce principe, qui se répare assez facilement. Mais, si les hémorrhagies sont considérables et si elles se répètent souvent, alors les pertes de l'albumine du sang sont irréparables, et il en résulte une désalbuménie. C'est ce qu'on voit quelquefois à la suite des hémorrhagies puerpérales : la désalbuménie peut se manifester en pareil cas avec les hydropisies consécutives, sans que l'albumine ait été éliminée par les voies urinaires pendant la grossesse, c'est-à-dire sans qu'il y ait une albuminurie préalable (G. Sée).

Dans la diathèse hémorrhagique, héréditaire ou acquise, les hémorrhagies, soit traumatiques, soit spontanées, peuvent dépouiller définitivement le sang de ses principes protéiques; il en est de même dans le purpura hémorrhagique et le scorbut, et il n'est pas rare de voir les malades succomber aux progrès de l'hydropisie résultant de la désalbuminémie.

Une autre voie de déperdition de l'albumine est l'*intestin*, dans certaines diarrhées. Il ne faut pas croire que dans toutes les diarrhées on perd de l'albumine ; il n'y a que les muco-purulentes qui en contiennent. Les diarrhées stercorales et muqueuses ne donnent pas lieu à la désalbuminémie ; elles n'entraînent pas de l'albumine du sang ; ainsi nous ne nous arrêterons pas à celles-ci. Les diarrhées qui ont une importance considérable à ce point de vue qui nous occupe, sont les transsudats intestinaux, dont la composition rappelle celle du sérum du sang. En effet, l'analyse chimique y démontre l'albumine et les sels du sérum : l'albumine en petite quantité, la partie saline cinq ou six fois plus considérable que l'albumine, l'eau plus abondante que dans toute autre transsudation.

Nous aurons à considérer ici la diarrhée cholérique ; la diarrhée dysentérique et la diarrhée typhique.

Les *selles cholériques* (1) sont caractérisées, non-seulement par la quantité d'eau, mais surtout par leur richesse en chlorures alcalins ; le chlorure de sodium dépasse quelquefois à lui seul toute la masse des matières organiques. Un autre caractère, et que nous devons faire remarquer, est la quantité minime de l'albumine dans ces selles (Carl Schmidt) ; on ne trouve pas de l'albumine dans les concrétions riziformes qu'on observe dans le choléra épidémi-

---

(1) Voyez, G. Sée, Du sang et des anémies, 1867.

que ; ces concrétions sont formées presque exclusivement par des masses épithéliales entremêlées d'un peu de mucus.

On comprend dès lors que cette quantité minime d'albumine rendue par les selles soit incapable de produire l'hypo-albuminose du sang.

Voici ce que dit notre maître, M. G. Sée (1), à ce sujet :

« La spoliation portant surtout sur les éléments aqueux et salins du sang, son albumine étant à peine compromise, on s'explique facilement la prompte réparation des déperditions pendant la convalescence, le rétablissement rapide du cholérique ; les éléments histologiques du sang sont moins usés que le sérum, l'anémie est rare, ou du moins transitoire, et ce qui est plus rare encore, c'est la désalbumination du sang ; aussi ce liquide n'offre-t-il aucune tendance à s'infiltrer dans le tissu cellulaire, les hydropisies sont tout à fait exceptionnelles. »

Voyons maintenant les *diarrhées dysentériques* : ici nous trouverons des caractères et des conséquences bien différentes.

La partie aqueuse et saline est à peine marquée ; mais dès que la dysentérie est arrivée à sa période de développement complet, les évacuations contiennent une grande quantité d'albumine mêlée de mucus vitriforme, et à un degré plus avancé, d'exsudats fibrineux, de globules de sang et de pus. De

(1) Loc. cit. p. 105.

pareilles pertes atteignent le sang jusque dans ses principes plastiques; de là un appauvrissement manifeste en albumine et en globules; de là la grande faiblesse qui suit les dysentéries, l'anémie grave et persistante, et surtout l'anémie albumineuse avec toutes ses suites, c'est-à-dire avec les infiltrations œdémateuses des membres. (G. Sée.)

Les diarrhées de l'entérite grave, des ulcérations tuberculeuses de l'intestin et les typhiques doivent être rapprochées des diarrhées dysentériques; toutefois, pour ce qui est de la diarrhée typhique, nous devons dire qu'elle présente des caractères mixtes; en effet, on y trouve beaucoup de sels solubles, c'est-à-dire des chlorures, comme dans le choléra, et aussi de l'albumine dissoute, comme dans la dysentérie.

Voici, du reste, des analyses du sang faites par MM. Becquerel et Rodier, chez des individus devenus hydropiques à la suite de diarrhées chroniques. Dans ces trois analyses on trouve une diminution manifeste de l'albumine, dont le chiffre est tombé à 45.61 ; 53.38 ; 64.05.

Analyse de 1000 grammes de sang :

	Femme de 26 ans ; hydropisie cachect ; suite de diarrhée chronique.	Homme de 58 ans ; anémie, hydropisie cachect, suite de diarrhée chronique.	Femme de 25 ans ; diarrhée chronique, anémie, hydropisie cachectique.
Densité..........	1043.55	1043.82	1043.01
Eau.............	864.45	847.28	824.55
Globules........	83.63	90.84	103.42
Part. sol. du sér.	49.88	59.87	68.20
Fibrine..........	2.04	2.04	3.63

Analyse de 1000 grammes de sérum :

Densité.........	1027.75	1023.89	1023.39
Eau............	946.55	935.13	923.63
Albumine	45.61	53.38	64.05
Mat. extr. et sels.	7.14	11.49	12 35

La voie de déperdition de l'albumine la plus considérable et la plus importante est le rein ; l'albuminurie. — De la présence de l'albumine dans les urines il ne faudrait pas se hâter de conclure à l'existence de lésions rénales permettant le passage de l'albumine du sérum du sang à travers le tissu rénal, car il y a des *pseudo-albuminuries,* comme on les a appelées, et qui ne doivent pas être confondues avec l'albuminurie vraie. Dans l'hématurie, l'examen de l'urine révèle la présence de l'albumine, mais elle ne contient de l'albumine que parce qu'elle renferme du sang. Quand il y a un catarrhe chronique de la vessie avec sécrétions muco-purulentes, l'urine, mélangée à ces produits inflammatoires, se charge aussi d'albumine. Nous devons ranger aussi dans ces pseudo-albuminuries les albuminuries passagères qu'on observe dans certains empoisonnements (cantharides, cubèbe, copahu) et qui ne donnent jamais lieu à des hydropisies.

Avant d'aller plus loin et d'étudier les lésions rénales qui donnent lieu à des hydropisies, disons que de tout temps on a assigné un grand rôle aux troubles de la sécrétion urinaire dans la formation des épanchements séreux. Ainsi nous voyons Hippocrate qui dans ses œuvres, signale la diminution de la sécrétion urinaire comme cause d'hydropisie. Galien, note aussi les hydropisies qui surviennent sous l'influence de troubles de la circulation urinaire.

Aétius donne l'endurcissement des reins comme amenant des hydropisies.

Fernel distingue les hydropisies qui dépendent des maladies du foie, de celles qui dépendent des maladies des reins.

Van Helmont dit que les hydropisies reconnaissent le plus souvent comme cause une maladie des reins.

Lazare Rivière (1738) admet que les reins concourent à produire des hydropisies.

Morgagni, Lieutaud, J. Franck, Portal, rapportent plusieurs cas d'hydropisie coïncidant avec une lésion des reins; mais ils n'ont pas soupçonné l'albumine.

Cotugno (1770), ayant fait l'examen chimique de l'urine d'un hydropique qu'il soignait, trouva dans ce liquide un principe coagulable. Il pensa que le sérum du sang passait dans l'urine, sans cependant le démontrer.

Cruikshanks, en 1798, se servit de ce symptôme comme base d'une classification des hydropisies.

Darwin (*Zoonomie*, London, 1801) observe l'albuminurie dans quelques hydropisies.

Ce fut le docteur Wells qui, en 1812, montra un des premiers le rapport qui existe entre les urines albumineuses et l'hydropisie, et ce fut lui qui annonçait que, pour démontrer la présence de l'albumine dans l'urine, il fallait traiter ce liquide par la chaleur et l'acide nitrique.

Blackall, en 1813, comme nous l'avons déjà vu, admet définitivement la division des hydropisies en deux grandes classes, suivant que les urines étaient coagulables ou non.

Alison (d'Édimbourg), en 1823, décrit une induration des reins comme étant cause d'hydropisies.

Mais c'est à Bright (1827) que revient l'honneur d'avoir nettement établi la relation qui existe entre la présence de l'albumine dans les urines et les hydropisies.

Voyons maintenant quelles sont les lésions rénales qui permettent une fuite d'albumine assez considérable pour déterminer la désalbuminémie du sang, et par conséquent des hydropisies.

En suivant l'ordre dans lequel M. Cornil (1) décrit les différentes espèces de néphrites, nous trouvons qu'on a rarement l'occasion de constater des hydropisies à la suite des néphrites albumineuses passagères. Le type de ces cas de néphrite catarrhale, de *moyenne intensité,* nous est fourni, par exemple, par l'action d'un vésicatoire sur le rein. Là, de même que dans celle qui survient à la suite de l'impression du froid, ou d'un empoisonnement passager par le plomb, ou de la diphthérie, l'albumine passe en assez grande quantité. — Il n'y a que des cas extrêmement rares où l'on a vu la diphthérie

____

(1) Cornil, *Des différentes espèces de néphrites*, 1869.

où des vésicatoires être causes déterminantes de néphrites albumineuses chroniques. M. Cornil (1) a réuni trois cas seulement d'albuminurie chronique, consécutifs à l'application de vésicatoires, et dans lesquels il y avait de l'œdème plus ou moins généralisé.

C'est surtout dans les néphrites subaiguës et chroniques qu'on voit survenir des hydropisies; on les observe dans toutes les variétés de ces néphrites, c'est-à-dire quand il y a dégénérescence graisseuse, ou dégénérescence amyloïde, ou granulations de Bright, ou atrophie du rein, sans qu'il soit possible de déterminer à l'avance, d'après la quantité plus ou moins grande de l'albumine dans les urines, l'époque prochaine de l'apparition de l'hydropisie.

Nous ne croyons pas devoir entrer dans des détails sur les causes de ces albuminuries et décrire chaque espèce particulière à part, qu'elles soient ou d'origine cardiaque, ou déterminées par des intoxications chroniques, ou d'origine dyscrasique (?), cela ne nous regarde pas; nous n'avons qu'à constater le fait et à tâcher d'expliquer en vertu de quelles conditions l'hypo-albuminose du sang facilite la transsudation de ce liquide à travers les parois vasculaires. — Comme le fait remarquer M. Andral, le rein n'exerce ici quelque influence sur la formation de l'hydropisie que d'une manière indirecte, et en tant seulement qu'une modification survenue dans

____

(1) Loc. cit.

sa texture lui permette d'enlever au sang son albumine. MM. Andral et Gavarret ont remarqué que
dans la néphrite albumineuse, de 72 chiffre normal,
en moyenne, l'albumine descend jusqu'à 57.9, tandis que les autres éléments du sang ne présentent
rien de particulier. D'après Becquerel et Rodier,
l'albumine du sérum du sang dans la maladie de
Bright descend au chiffre 60.

Comment expliquer les hydropisies qui sont la
suite de cette altération du sang ?

D'après les expériences de Claude Bernard, l'albumine du sang est un élément nécessaire au sérum ;
c'est elle qui doit empêcher les parties liquides de
s'échapper à travers les parois veineuses. Au-dessous
d'un chiffre déterminé, les suffusions se produisent
facilement.

Voici ce que dit M. le professeur G. Sée, en parlant de la désalbuminémie (1) :

« En admettant le chiffre classique et compréhen-
sible de 75, on peut dire que la désalbuminémie
commence, chaque fois qu'il tombe à 60 ou à 55.
Mais cette lésion n'est jamais isolée. Le sang ap-
pauvri en albumine est toujours très-aqueux, si bien
que quelques auteurs désignent cet état sous le nom
d'hydrémie vraie, pour la distinguer de l'hydrémie
simple, qui a infiniment moins de gravité. En outre,
il éprouve constamment une modification qui est
en rapport direct avec la privation de protéine.

(1) Loc. cit.

Chaque portion d'albuminate qui vient à manquer dans le sang, dit Carl Schmidt, est remplacée par une quotité proportionnelle de sels solubles; huit parties de chlorure de sodium remplacent une partie d'albumine.

« Ces matières salines exigent d'une autre part une quantité d'eau déterminée pour se dissoudre. Des expériences de Kierulf ont démontré l'exactitude de cette loi de diffusion; en injectant dans les veines une certaine quantité d'eau, le sang acquiert immédiatement une proportion correspondante de matières salines.

« Ainsi la diminution de l'albumine coïncide toujours avec une augmentation équivalente des sels et de l'eau. Par cela même que le sang pauvre en albumine devient en même temps très-aqueux, il y a là une première condition favorable à l'exosmose; l'eau chargée de matières salines se prête plus facilement encore à la transsudation; en passant à travers les tissus, elle entraîne une certaine quantité d'albumine; or, en comparant ce liquide avec celui de l'hydropisie, on arrive à constater leur identité, sauf quelques changements quantitatifs produits par les tissus eux-mêmes.

« Aussi la désalbuminémie, arrivée au degré de 60 ou 55, constitue toujours, quel qu'ait été son point de départ, une imminence morbide aux transsudations du sérum, c'est-à-dire aux hydropisies. Puis, quand celles-ci se développent, elles contribuent à leur tour à dépouiller le sang de son albumine, de manière à devenir elles-mêmes une nouvelle source indirecte d'hydropisie. »

Aussi, M. le professeur Sée fait remarquer que, dans les cas d'albuminurie, la présence ou l'absence de l'épanchement de sérosité est en rapport, non pas avec la diminution plus ou moins prononcée de l'albumine, mais avec certains faits capables de modifier les conditions de l'osmose à travers les parois vasculaires. D'après les expériences de Graham, les physiciens ont divisé les corps en *colloïdes* et *cristalloïdes*, et ils ont reconnu que l'osmose ne pouvait produire le passage d'un liquide à travers une membrane qu'à condition que ce liquide fût cristalloïde. Pour que l'albumine passe à travers les parois vasculaires, il faut donc que le sang devienne cristalloïde ; or, à l'état normal le sang contient, d'une part, une substance colloïde, l'albumine, et d'autre part, des substances cristalloïdes, les sels. Il faut donc, pour que l'hydropisie se produise, que le rapport entre l'albumine et les sels soit modifié de manière à rendre le sang cristalloïde, soit par diminution de l'albumine, soit par augmentation des sels. Que si, au contraire, il y a en même temps diminution de l'albumine et des sels, l'hydropisie ne se produira pas, parce que le liquide conservera les mêmes conditions physiques.

Il y a des maladies où il y a diminution de la proportion des sels sans changement dans la quantité de l'albumine. Nous avons déjà vu qu'on n'observe pas d'épanchements séreux à la suite du choléra qui

appartient à cette classe de maladies dont nous voulons parler. Or, non-seulement le choléra ne saurait
donner lieu à l'hydropisie, mais, si cette maladie vient
à se montrer chez des sujets hydropiques, l'apparition du choléra est suivie de la disparition presque
immédiate de l'hydropisie, et celle-ci reparaît après
la guérison du choléra. — Comme le fait remarquer
M. G. Sée, c'est que les évacuations du choléra ont
fait perdre les sels et rendu le sang colloïde, et la
maladie terminée, le sang reprend graduellement, sa
composition primitive et redevient cristalloïde. Cette
explication rend compte parfaitement de la disparition de l'hydropisie et de sa réapparition après la
maladie terminée.

Il y a une expérience, bien simple à faire, qui
démontre l'influence de la quantité de l'albumine,
dans la transsudation d'un liquide à travers les
membranes : c'est de charger l'eau d'un principe
albumineux pour l'empêcher de transsuder à travers un parchemin ; en diminuant la quantité de
l'albumine contenue dans cette eau, on rend, au
contraire, la transsudation du liquide possible à
travers le même parchemin.

La marche de l'hydropisie dans la maladie de
Bright est souvent caractéristique. L'anasarque peut
s'établir d'emblée, mais en général l'hydropisie est
limitée d'abord, pour se généraliser progressivement;
dans ces cas, elle débute ordinairement par les paupières et l'espace interpalpébral ; le gonflement de
ces parties, quelquefois, n'est appréciable que le ma

tin au réveil, d'autres fois le gonflement est permanent, donnant ainsi à l'individu une physionomie particulière qui fait croire en l'approchant à l'existence d'une maladie de Bright. Ce n'est que plus tard que les extrémités supérieures, les parois abdominales, le scrotum et les extrémités inférieures sont envahis successivement. Lorsque les malades sont levés pendant le jour, ce sont les pieds qui, vers le soir, présentent généralement un degré de gonflement plus considérable ; dans la matinée, par contre, les pieds sont diminués de volume et le dos. le siége et les mains sont plus enflés. Plus tard viennent s'ajouter, à l'infiltration du tissu cellulaire sous-cutané, des épanchements dans les cavités séreuses et des œdèmes viscéraux ; on peut observer alors l'hydrothorax, l'hydropéricarde, l'hydrocéphalie, l'œdème pulmonaire et l'œdème de la glotte. Exceptionnellement Niemeyer (1) a vu l'hydrothorax et l'œdème pulmonaire se présenter de bonne heure dans des cas où l'œdème cutané était très-peu prononcé ; dans ces circonstances, dit Niemeyer, un état en apparence peu dangereux se transforme subitement en une maladie très-grave.

L'anasarque brightique peut persister sans changement jusqu'à la fin ; mais ce n'est pas le cas le plus fréquent. En effet, un des caractères particuliers de cette hydropisie est sa mobilité : l'œdème change fréquemment de place, de sorte qu'à de certaines

____

(1) *Traité de pathologie interne et de thérapeutique*, 1879, t. II, p. 26.

époques la face ou les extrémités supérieures se gon-
flent davantage, à d'autres, les pieds ou les parois
abdominales et le scrotum, tandis que les parties
antérieurement atteintes se dégonflent.

Les épanchements séreux de la maladie de Bright
sont très-riches en matières excrémentitielles et en
urée; ces matériaux s'accumulent dans le liquide
hydropique à mesure que l'insuffisance de l'élimination rénale se prononce, et l'hydropisie devient
ainsi une voie d'échappement supplémentaire pour les
produits usés, qui ne sont plus emportés par les
urines; mais cette dérivation salutaire qui prévient,
dans une certaine mesure, le séjour et l'accumulation dans le sang de ces matériaux nuisibles, n'a
qu'une efficacité momentanée; si les choses restent
en cet état, l'intoxication survient quand même
(Jaccoud).

Il ne faut pas se dissimuler que la pathogénie de
l'hydropisie, dont nous parlons en ce moment-ci, est
difficile à comprendre; il y a là beaucoup à faire encore et il reste un vaste champ à des études ultérieures.

Nous ne voulons pas prétendre que la désalbuminémie du sang soit la cause déterminante, suffisante
par elle-même pour produire l'hydropisie dans tous
les cas. Nous disons seulement que la diminution
dans la quantité de l'albumine, qui peut descendre,
dans la maladie de Bright, jusqu'au chiffre de 30 au
lieu de 70 ou 80, laisse le sang dans des conditions
qui facilitent puissamment la transsudation de son
sérum à travers la paroi vasculaire, constituant ainsi

une imminence morbide aux hydropisies. Il faut invoquer, pour certains cas, l'influence de causes occasionnelles et adjuvantes ; mais celles-ci ne sauraient déterminer les suffusions séreuses sans l'existence préalable de l'hypo-albuminose du sang, c'est-à-dire ces causes resteraient absolument sans effet si le sang avait conservé dans toute son intégrité sa composition chimique primitive. L'influence de ces causes occasionnelles et adjuvantes nous paraît surtout nécessaire à invoquer, quand on voit des albuminuriques rester des années sans devenir hydropiques, même en perdant une quantité considérable d'albumine, et qui sont pris d'hydropisie tout à coup, à propos de la moindre cause, d'un refroidissement par exemple.

Il y a des cas où l'influence de ces causes se révèle très-nettement. Ainsi, Niemeyer parle d'une jeune fille qui était atteinte depuis un an d'hydropisie à la suite d'une néphrite parenchymateuse, et qui raconta que quelque temps avant la première apparition de l'œdème elle s'était sentie très-faible et misérable, qu'on lui avait conseillé de se faire saigner, parce qu'on la considérait comme pléthorique. Huit jours après la saignée, les premiers symptômes de gonflement se sont manifestés et n'ont jamais disparu complètement depuis cette époque. Dans un autre cas, rapporté par Niemeyer aussi, le malade devint pour la première fois hydropique, immédiatement après une hémorrhagie ; puis l'hydropisie disparut pendant assez longtemps, pour reparaître à la suite d'une suppuration abondante. Nous-même, nous avons eu l'occasion de voir, avec M. le profes-seur G. Sée, et nous le voyons encore, un malade albuminurique, qui a aussi des hémorrhoïdes, et qui présente en outre un léger bruit de souffle **au** premier temps et à la pointe du cœur. On ne saurait préciser depuir quand il est albuminurique ; il fait remonter le commencement de ses souffrances à cinq ans, époque à laquelle il eut une attaque de rhumatisme articulaire. Depuis deux ans il a été atteint à plusieurs reprises de pertes de sang par ses hémorrhoïdes ; or, il arrive que, quand ces pertes deviennent abondantes, l'hydropisie se développe, le gonflement occupant la face et les membres inférieurs (quelquefois le pied seulement ou les jambes, et une seule fois l'infiltration a gagné la partie inférieure de la cuisse), ce gonflement ne persiste pas longtemps ; on pourrait dire que la durée de l'infiltration est en rapport avec la quantité de sang perdue par les veines hémorrhoïdales. L'hydropisie disparaît quelques jours après que la perte de sang est arrêtée, et ne reparaît qu'à l'occasion d'une nouvelle perte.

Il faut reconnaître que dans ces cas l'hémorrhagie, venant à s'ajouter à l'hypo-albuminose déjà existante par le fait de l'albuminurie, et augmentant la faiblesse générale de l'individu, déterminait la formation des infiltrations séreuses.

L'hypo-albuminose du sang ne suffit pas non plus à nous expliquer le début de l'œdème par la face dans la maladie de Bright. On ne peut pas, dans l'état actuel de la science, fournir une explication plausible de ce phénomène. Serait-ce parce que cette partie est plus particulièrement exposée aux refroidissements?

Nous trouvons la même difficulté pour expliquer cette mobilité de l'œdème qui constitue, pour ainsi dire, un caractère particulier de l'anasarque brightique. Certainement, dans quelques cas, on s'explique ces déplacements par les positions différentes prises par les malades; mais ces causes, purement mécaniques, ne sauraient être invoquées dans tous les cas. Ne faudrait-il pas voir dans ces déplacements des troubles du système nerveux vaso-moteur, qui, faisant augmenter ou diminuer dans certaines régions la pression sanguine intra-vasculaire, en déterminant la contraction ou la dilatation des vaisseaux, augmenteraient ainsi le degré de l'épanchement?

Nous devons ranger dans cette classe d'hydropisies celles qui surviennent quelquefois à la suite des fièvres intermittentes prolongées. Il n'y a souvent qu'un peu d'œdème aux malléoles et un peu de bouffissure de la face; d'autres fois, l'hydropisie est générale, en même temps qu'un épanchement séreux plus ou moins abondant se forme dans l'abdomen. Après chaque accès, l'anémie s'accentue de plus en plus; elle a pour origine, non-seulement la consomption fébrile, mais elle est produite aussi directement par l'infection miasmatique, car il n'est pas rare de voir apparaître l'état cachectique au grand complet chez des individus qui n'ont jamais eu le moindre accès de fièvre. Ce n'est pas à une altération du foie ou de la rate qu'on doit rapporter ces hydropisies ; nous avons déjà vu que M. Abeille qui, en Corse, eut l'occasion d'examiner *cent* individus ayant des *rates monstrueuses* par suite de fièvres anciennes, ne trouva sur ce nombre que *sept* hydropiques à des degrés divers.

Voici ce que dit M. Besnier à ce sujet (1) :

« L'anasarque que l'on rencontre à la suite ou dans le cours des *fièvres paludéennes*, est rapporté communément aux altérations du foie et de la rate que ces fièvres laissent si fréquemment après elles ; c'est là une erreur d'appréciation analogue à celle que nous avons rappelée à propos de la maladie de Bright, et que nous signalons avec insistance pour toutes les lésions viscérales en général. Le propre de l'hypertrophie du foie et de la rate est de produire l'ascite, et non l'anasarque ; celle-ci, lorsqu'elle se développe, procède directement de l'intoxication paludéenne, alors surtout qu'elle a produit cet état d'anémie globulaire et albumineuse propre à la période de cachexie ; lorsque les lésions du foie et de la rate s'accompagnent d'hydropisie généralisée, c'est qu'il existe en même temps, comme résultat ou comme coïncidence, une altération du liquide san--

(1) Article *Anasarque*, du dict. encyclopédique des sciences médicales, t. IV, p. 177.

guin. Tout en rattachant l'anasarque paludéenne aux engorgements du foie et de la rate, Dance avait eu soin de faire remarquer que cette espèce d'anasarque n'est pas toujours liée à de semblables engorgements, et les faits réunis par Abeille le démontrent surabondamment (Voy. aussi Forget, *Bullet. gén. de thérap.*, 1848, t. XXXV, p. 151). En 1857 (*Union méd.*), Aran avait tenté de rattacher à une congestion éphémère du foie toute une catégorie d'anasarques aiguës, mais les faits rassemblés dans ce but par ce regrettable médecin ne sont pas de nature à modifier les idées émises plus haut. »

Ainsi, c'est à l'altération du sang produite par l'action du poison miasmatique, aidé des accès fébriles, qu'il faut rapporter ces hydropisies. Tous les auteurs admettent que dans cette cachexie il y a un degré considérable d'hydrémie ; Abeille avait soupçonné la diminution de l'albumine, qui fut démontrée après par MM. Becquerel et Rodier. Voici des chiffres qui résultent des analyses de ces auteurs ; on y verra que la proportion des globules et celle de l'albumine baissent de la manière la plus notable ; la diminution de l'albumine dans un cas est très-considérable, ne donnant que le chiffre très-minime de 37,26, dans les autres cas la quantité varie entre 50,20 et 63,25.

Analyse de 1000 grammes de sang :

	Homme de 50 ans : cachexie palud., hydropisie.	Homme de 48 ans : cachexie palud., hydropisie.	Homme de 48 ans : cachexie palud., hydropisie.	Homme de 23 ans : cachexie palud., hydropisie.	Homme de 18 ans : cachexie palud., hydropisie.
Densité	1035.40	1040.00	1054.06	1033.85	1040.51
Eau	869.34	853.75	869.71	875.87	846.31
Globules	67.10	101.87	67.28	56.22	87.22
Part. sol. du sér.	61.10	41.84	59.88	63.83	62.32
Fibrine	2.36	2.54	3.13	4.27	4.15

Analyse de 1000 grammes de serum :

Densité	1020.37	1016.40	1021.61	1024.15	1023.56
Eau	936.40	953.29	930.08	926.75	922.98
Albumine....	55.68	37.26	50.20	60.20	63.25
Mat. extr. et sels	7.92	9.45	13.72	13.05	13.77

Comme on vient de le voir, ces chiffres montrent une hypo-albuminose du sang manifeste et qui est la cause principale de l'hydropisie. Toutefois, on ne doit pas oublier que le développement insolite de la rate pouvant occasionner une gêne plus ou moins grande dans la circulation, peut ainsi aider à la suffusion séreuse, de même que l'albuminurie persistante, liée à une dégénérescence amyloïde du rein, et qu'on observe quelquefois dans cette cachexie lorsqu'elle est très-avancée.

Dans de diverses intoxications, dans des empoisonnements lents et de longue durée, on observe quelquefois des œdèmes; ces intoxications produisant des altérations du sang et des lésions rénales, sont des causes indirectes d'hydropisies.

L'intoxication alcoolique à l'état chronique, ou l'alcoolisme chronique, est une des causes de la cirrhose, et produit souvent une des formes de la maladie de Bright; c'est la néphrite avec prédominance de la dégénérescence graisseuse du rein. On comprend alors comment cet empoisonnement est la cause indirecte des hydropisies qui peuvent s'y montrer.

Dans l'*intoxication mercurielle* lente, on observe aussi des hydropisies. Ce sont surtout les intoxications par les vapeurs mercurielles qu'on observe chez les individus qui, par leur profession, se trouvent exposés habituellement au contact ou aux émanations du mercure. Cette intoxication est extrêmement lente, et les individus n'arrivent que tardivement à la cachexie mercurielle, et on peut constater de l'œdème aux membres inférieurs, quelquefois très-étendu, et de l'ascite; ces individus sont atteints d'hémorrhagies multiples, par les gencives ou par les narines, des diarrhées, etc.; phénomènes indiquant l'altération profonde du sang, qu'on a trouvé, en effet, mou, diffluent, moins riche en globules, ainsi qu'en albumine. Ici encore on trouve souvent aussi une dégénérescence graisseuse du rein; altération qui est aussi produite par d'autres poisons, tels que l'arsenic, le phosphore, le plomb, etc.

Dans l'*intoxication saturnine*, on a parfois rencontré de l'hydropisie et de l'albuminurie. Cela se conçoit, car il ne faut pas oublier que les reins, qui sont les organes actifs de l'élimination du poison plombique, sont le siége d'une desquamation épithéliale des canalicules et peuvent subir une dégénérescence en rapport avec l'albuminurie qu'on observe pendant la vie. Les reins, alors, présentent les altérations propres à la maladie de Bright, et on peut se rendre compte de l'apparition de l'hydropisie.

Faisons remarquer, avant de terminer, que dans ces diverses intoxications l'œdème est loin d'être constant, et que peut-être faudrait-il attribuer l'apparition de l'épanchement séreux plutôt à une action du poison sur le système nerveux qu'à la présence de l'albumine, comme est disposé à le croire M. Rathery (1).

(1) Loc. cit.

CHAPITRE VI.

DES HYDROPISIES NÉVRO-VASCULAIRES.

Nous avons vu, au commencement de ce travail, comment les expériences de M. Ranvier avaient ouvert une voie nouvelle à l'étude de la pathogénie des hydropisies, en montrant l'influence du système *nerveux* dans la production des suffusions séreuses.

On peut dire que bien avant ces expériences, quelques auteurs ont attribué une certaine importance à l'influence du système nerveux dans la production des hydropisies. On avait été souvent frappé de la coïncidence des œdèmes et de certaines paralysies, sans qu'on eût jamais cherché à expliquer la corrélation qui unit ces deux actes morbides.

Dans ses leçons de 1871, M. le professeur G. Sée a, le premier, étudié le mode de développement de ces œdèmes, leur gravité et leur connexion avec la paralysie centrale des nerfs vaso-moteurs. L'œdème dans les hémiplégies implique, dit notre maître, une grande gravité, parce qu'il indique l'envahissement probable des origines des nerfs vaso-moteurs par les foyers d'hémorrhagie ou de ramollissement.

Plus tard, M. le professeur Vulpian (1) établit une distinction à laquelle il accorde grande importance ;

(1) Cit. de J. Straus, in art. *hydropisie*, du nouveau dictionnaire de médecine et de chirurgie pratiques.

le savant professeur fait remarquer que, sur un membre paralysé, dans une hémiplégie, par exemple, on peut constater deux sortes d'œdème, l'un précoce, l'autre tardif. Le premier se produit dès le début de la maladie, du deuxième au sixième jour ; il se déclare en même temps que l'élévation de la température du membre paralysé, et reconnaît la même cause qu'elle, la paralysie des vaso-moteurs de la région ; l'œdème tardif, au contraire, ne se produit que bien plus tard, lorsque le membre est froid, pâle, flasque et commence à s'atrophier ; il résulterait de la lenteur et de la difficulté de la circulation veineuse, que l'absence de contractions musculaires rend languissante, ou bien encore de la compression directe exercée par le poids du membre inerte sur un tronc veineux principal; en un mot, dans ce dernier cas, on a affaire à un œdème par stase veineuse, œdème passif par excellence ; l'œdème du début, au contraire, est de nature congestive, et constitue un type de ce que les anciens appelaient l'œdème aigu ou actif.

On voit quelquefois, chez des individus présentant une tendance à l'infiltration du tissu cellulaire sous-cutané, l'œdème se manifester à la suite d'une altération du système nerveux. Un de ces cas est celui qui fait l'objet de l'observation suivante, recueillie à l'hôpital de la Charité dans le service de M. Bourdon, et communiquée par M. Chouppe à la Société anatomique. Voici le résumé de cette observation :

«Au mois de mai 1873 entrait dans le service de

M. Bourdon, à l'hôpital de la Charité, salle Saint-Basile, lit n° 4, une femme, âgée de 45 ans.

« Atteinte d'hémiplégie du côté gauche, due probablement à une thrombose cérébrale. Nous n'entrerons pas dans les détails cliniques de cette observation ; le point sur lequel nous voulons insister est le suivant : Il existait une affection cardiaque (rétrécissement mitral) qui, jusqu'au moment où survint l'hémiplégie, n'avait jamais produit d'œdème. Dès le lendemain de l'entrée à l'hôpital, on remarque un œdème manifeste des membres supérieur et inférieur du côté gauche. Cet œdème persista pendant plusieurs jours et disparut progressivement en même temps que l'hémiplégie. Il n'en restait plus trace lorsque la malade partit un mois après pour le Vésinet. »

Des lésions cérébrales, chez des individus déjà albuminuriques, ont été aussi le point de départ d'infiltrations séreuses du tissu cellulaire sous-cutané. M. Pellegrino (*thèse inaugurale*, Paris, 1864) a réuni dans sa thèse plusieurs cas de lésions cérébrales avec anasarque ; quoique, dans la plupart de ces cas, il y eût de l'albuminurie, et on pourrait rapporter l'hydropisie à des lésions rénales ; dans d'autres, au contraire, l'influence de la lésion du système nerveux se montre manifestement, car c'est exclusivement dans les parties paralysées que s'observe l'infiltration du tissu cellulaire.

Tous ces faits prouvent, disons-le encore une fois, que dans la plupart des cas le mécanisme de la production des hydropisies est complexe et que l'on voit plusieurs causes se réunir pour déterminer les suffusions séreuses.

Pour expliquer la présence ou l'absence de l'œdème suivant les cas de lésions des centres nerveux, M. Rathery, après M. le professeur G. Sée, se demande si on ne pourrait pas admettre que l'apparition de ce symptôme est en rapport avec la lésion des nerfs vaso-moteurs. Quand ils ne seraient pas atteints à leur point de départ dans les centres, il n'y aurait pas d'œdème.

On a aussi l'occasion d'observer l'apparition d'œdèmes à la suite de lésions traumatiques des nerfs.

Ces lésions traumatiques sont suivies de troubles de nutrition dont l'étude a été fort bien résumée dans la thèse de M. Mougeot (1); telles sont les altérations de la peau et de ses dépendances (affections vésiculeuses ou bulleuses, troubles des glandes sudoripares, etc.), et enfin des arthropathies sur lesquelles a insisté M. Charcot. Dans ces mêmes circonstances, on peut voir survenir de l'œdème. Seulement il revêt alors souvent, au bout de peu de temps, une apparence phlegmasique, et ce qui le caractérise essentiellement, c'est son caractère périodique. (Rathery.)

Une des observations de ce genre, due à Hamilton, donnée par M. Mougeot, a été reproduite par M. Ra-

(1) Recherches sur quelques troubles de nutrition consécutifs aux altérations des nerfs. Thèse inaug., Paris, 1867 (Cit. de M. Rathery).

thery, mais nous la considérons comme douteuse. Il s'agit d'une jeune fille de 15 ans, blessée par un couteau dans la commissure qui sépare le pouce de l'indicateur. Après la cicatrisation surviennent de la douleur, avec exaspérations fréquentes, du gonflement et de la rougeur sur le dos de la main, qui ne persistent pas ; la main est couverte de sueur pendant la nuit. Bientôt un œdème du bras apparaît, lequel n'est pas constant et diminue parfois très-considérablement. C'est à ces moments que la douleur devient plus aiguë. Après une attaque d'hystérie, le gonflement et la douleur disparaissent.

Cette observation paraît se rapporter à l'hydrops spasticus des hystériques.

On a signalé aussi des œdèmes fugaces dans les névralgies.

Quelques saignées du bras ont été suivies d'œdème; dans ces cas, l'œdème paraît avoir eu pour origine la blessure d'un filet nerveux. On trouve, dans la thèse de M. Rathery un cas de ce genre rapporté par Malgaigne.

Dans des cas de lésions traumatiques de la moelle on a signalé, parmi les troubles de nutrition consécutifs, une tendance aux épanchements. Dans une observation recueillie par le Dr Lannelongue et publiée par M. Dujardin-Beaumetz (*De la myélite aiguë*, thèse de concours, 1872, p. 54), où il s'agit d'une plaie, par arme à feu, de la colonne vertébrale, ayant produit des fractures des neuvième et dixième vertèbres dorsales, avec section de la moelle et myélite aiguë consécutive, il y a eu un épanchement assez considérable, indolent, dans les deux genoux.

On peut ajouter à ces observations d'origine paralytique, ou par excitation, une observation de M. Gailhard, d'œdème *éléphantiasique* et paraplégie traumatique ; nous ne pouvons rien en conclure.

Les seules remarques qui doivent rester en clinique appartiennent à M. G. Sée et à M. Vulpian, sur les infiltrations des membres paralysés, et à M. Charcot, qui a vu les mêmes infiltrations à la suite de paralysies ou de *lésions* traumatiques des nerfs.

C'est là le bilan à peu près exact de la science : l'histoire ne nous apprend rien à ce sujet.

Au XVIIe et au XVIIIe siècle, Willis et Glisson, et plus tard Portal, ont parlé d'hydropisies nerveuses, mais sans aucune preuve à l'appui.

L'histoire vraie des hydropisies nervo-vasculaires date des temps qu'on pourrait appeler physiologiques.

Voici d'abord l'historique des expériences sur l'influence du système nerveux sur la production des hydropisies.

Budge (1) chercha à démontrer, par des expériences faites sur des animaux, que la section du sympathique engendre une tendance aux épanchements. D'un autre côté, Schiff avait observé que l'extirpation des ganglions cervicaux a pour résultat

(1) Leçons de physiologie.

une accumulation de la sérosité dans le péricarde. Toutefois, à côté de ces expériences, il y en avait d'autres dont les résultats avaient été complètement négatifs, d'où l'on était en droit de conclure que les troubles des vaso moteurs devaient, pour amener l'hydropisie, se produire dans des conditions spéciales. (Rathery.)

Les premières expériences de M. Ranvier, nous les connaissons; nous n'avons pas à y revenir. Il en a fait d'autres plus récemment, et les résultats de ces curieuses expériences sont consignés dans la note suivante, communiquée par M. Ranvier à M. Rathery, et que celui-ci a publiée dans sa thèse de concours à laquelle nous l'empruntons :

« Lorsque chez un chien, dit cet habile histologiste, le nerf tympanico-lingual est excité pendant plusieurs heures, la glande, qui a fourni une sécrétion très-grande, présente, à côté des modifications que j'ai indiquées (voy. Frey, note sur les glandes), des îlots de cellules lymphatiques entre les acini. Si, au lieu de laisser le liquide sécrété sortir librement, on ferme par une ligature le canal de la glande, la tension déterminée par l'excitation de la corde du tympan devient assez forte pour amener la rupture du canal.

« On peut éviter cette rupture, et cependant arrêter l'excrétion en mettant en communication le canal de la glande avec un manomètre à mercure. En quelques minutes, sous l'influence de l'incitation du nerf, la colonne de mercure s'élève à 20 centimètres

(Ludwig) et la glande éprouve un gonflement sensible à la main d'abord, et qui devient bientôt assez considérable pour former, au-dessous de la mâchoire supérieure, une forte saillie. Ce gonflement, qui simule la tumeur de la parotide dans les oreillons, est presque entièrement dû à l'œdème de la glande.

« Dans une de mes expériences, après dix minutes d'excitation, la glande droite avait atteint le poids de 22 grammes, tandis que la glande gauche, sur laquelle on n'avait pas agi, pesait 7 grammes 50 centigrammes.

« Le liquide épanché dans le stroma conjonctif de la glande est albumineux, il ne renferme pas de mucus, ce qui l'éloigne complètement du liquide sécrété par la glande sous-maxillaire.

« Pour juger de la disposition des éléments dans la tuméfaction œdémateuse de la glande sous-maxillaire, il faut en examiner des coupes minces faites suivant les principes de l'art histologique. On constate alors que les culs-de-sac sont agrandis, que leurs cellules sont refoulées, et que dans les espaces lymphatiques distendus et dans le tissu conjonctif dont les éléments constitutifs sont écartés, il y a du sérum sans fibrine, au milieu duquel nagent de nombreux globules blancs.

« Que se passe-t-il dans les vaisseaux de la glande au moment où l'œdème se produit? L'on sait que M. Claude Bernard a établi que, sous l'influence de l'excitation de la corde du tympan, le sang qui sort de la veine ouverte est abondant et rouge et qu'il présente des pulsations. Au contraire, lorsque la glande est à l'état de repos, le sang s'échappe de la veine en faible quantité, et il est noir.

« Dans les expériences que j'ai communiquées, le sang sort de la veine rouge et en grande quantité pendant que l'œdème se forme ; mais, lorsque la tuméfaction œdémateuse est devenue considérable, la quantité de sang fourni par la veine diminue progressivement ; cependant, elle reste supérieure à celle que donne la veine à l'état de repos.

« Ces faits isolés m'ont permis de présenter comme première conclusion :

« *On peut produire l'œdème en activant la circulation ; ce n'est donc pas la stase sanguine qui détermine l'œdème.*

« Puis, rapprochant de ces expériences celles que j'avais faites antérieurement, en liant les veines et coupant les nerfs, j'ai pu formuler une dernière conclusion :

« *L'œdème est le résultat d'une augmentation de la tension du sang dans les vaisseaux capillaires.* »

Un autre genre d'expériences fut pratiqué sur les dilatations vasculaires : nous en parlerons au chapitre des hydropisies *à frigore*.

Ces faits de physiologie ont servi de base à M. le professeur G. Sée, pour l'étude de toute une classe d'hydropisies qui avait échappé à toute explication, et ne se rapportaient ni aux hydropisies mécaniques, ni aux hydropisies physiques ou exosmotiques. Cette classe d'hydropisies, M. G. Sée propose de la désigner sous le nom d'*hydropisies nervo-vasculaires*.

Cette classe comprend, d'après le professeur, trois groupes :

Le premier groupe est formé par les hydropisies qui sont dues au froid et que, pour cette raison, on a appelées *à frigore*.

Le second groupe des hydropisies névro-vasculaires est constitué par la plupart des *hydropisies scarlatineuses*.

Enfin, dans un troisième groupe, M. le professeur G. Sée décrit les *hydropisies par dilatation atonique des vaisseaux*.

a. — Hydropisies à frigore.

De tout temps on a accordé une influence plus ou moins considérable au froid dans la production des hydropisies ; les exemples abondent dans la science où l'impression brusque et plus ou moins prolongée du froid était la seule cause qu'on pouvait invoquer pour s'expliquer la formation de certaines infiltrations séreuses.

La grande majorité des auteurs sont aujourd'hui d'accord pour admettre l'existence des hydropisies *à frigore*.

Elles sont tantôt de simples anasarques, tantôt des hydropisies avec albuminurie. Toutes sont généralement brusques dans leur apparition ; l'infiltration séreuse, rarement limitée à la face ou à un membre, devient en peu de temps généralisée, constituant une anasarque proprement dite, dont l'évolution est généralement simple et rapide et qui se termine souvent par la chronicité, rarement sans laisser aucune trace de son passage.

Elles étaient décrites, et le sont encore par quelques auteurs, sous le nom d'*hydropisies essentielles actives*, car elles s'accompagnent parfois de phénomènes inflammatoires qui sont, eux aussi, sous l'influence de l'action du froid.

Ces hydropisies se manifestent dans des circonstances diverses, comme quand un individu est soumis à une brusque et violente réfrigération, le corps étant en sueur; d'autres fois, c'est à la suite de l'ingestion de boissons froides, après une marche forcée ou d'exercices violents; enfin on les a observées à la suite du décubitus sur la terre humide, etc.

Broussais cite l'exemple d'une personne en sueur qui s'arrête à l'ombre et s'endort dans un endroit frais; elle se réveilla hydropique, n'urinant plus et ayant une grande quantité d'eau épanchée dans le ventre. Il cite aussi des hydropisies produites par une chute dans l'eau très-froide.

Dans le cas suivant, il s'agit d'une hydropisie avec albuminurie. M. Andral rapporte, dans son essai d'hématologie, l'exemple très-curieux d'un jeune homme fort, très-vigoureux, qui, s'étant endormi et en sueur, fut inondé d'un pot d'urine froide; il éprouva un refroidissement considérable; dès le lendemain, il constata une enflure qui alla en augmentant, et lorsque peu de jours après il entrait à la Charité, il était atteint d'une anasarque : ses urines étaient albumineuses ; on ne saurait nier l'influence du froid sur la production de l'hydropisie qui ne s'est montrée qu'à l'occasion de cette influence. Du reste, rien n'empêche de croire que l'albuminurie constatée, n'était pas elle-même la suite du refroidissement.

Dans les faits cités par M. Grisolle, il a été, au contraire, ordinairement impossible de trouver une altération quelconque du côté des reins ; les urines examinees tous les jours n'ont jamais précipité d'albumine.

L'observation suivante est rapportée par M. Rostan : « Une fille infirmière passait un jour sous une porte intérieure de la Salpêtrière ; on lui jette de l'eau froide sur le corps, alors qu'elle avait ses règles. La frayeur et l'impression du froid qu'elle éprouve amènent une suppression des règles et une anasarque immédiate sans qu'il y ait albuminerie.

Dans les campagnes, en Algérie, chez des soldats, dont l'histoire est consignée dans les annales de la médecine militaire, on a souvent observé l'apparition soudaine d'œdèmes, surtout à la face, au cou, aux avant-bras, aux mains, aux jambes et aux pieds, sans albumine dans les urines, et après une nuit de bivouac un peu fraîche. Ces œdèmes disparaissaient spontanément et insensiblement sous l'influence de la température chaude et uniforme qui suivait.

Parfois aussi, il se produit soudainement chez les indigènes de l'Afrique, surpris par la pluie pendant leur [travail, un œdème considérable du scrotum (1).

D'après de Haën, presque toute l'armée de Charles-Quint, dans l'expédition de Tunis, devint hydropique à la suite de l'ingestion de boissons froides après une longue abstinence (cit. d'Uhle et Wagner).

Comment agit le froid dans ces cas? Comment ces hydropisies sont-elles produites?

On ne peut pas, comme Becquerel et quelques autres auteurs, expliquer ces hydropisies par l'albuminerie : elle manque dans un grand nombre de cas et, quand elle existe, il est probable que bien souvent elle reconnaît pour origine la même cause qui a déterminé l'infiltration séreuse.

On a invoqué aussi les métastases, la répercussion ou la rentrée des sueurs qui déterminerait une hydrémie et, par suite, une hydropisie. Cette explication est inadmissible : une sueur rentrée ne produit pas d'hydrémie; elle n'agit pas davantage par la présence d'un alcali volatile auquel on attribuait le pouvoir de diminuer l'albumine, de produire une hypo-albuminose, et de rendre ainsi les filtrations plus faciles.

On a voulu faire jouer aux fonctions de la peau, à la respiration cutanée, un grand rôle dans la production des hydropisies. Cette influence de la suppression de la respiration cutanée a été vivement contestée par M. Besnier (2). Voici comment il s'exprime à ce sujet :

(1) *Uhle* et *Wagner*, loc. cit.
(2) Loc. cit.

« Ce serait abuser d'une hypothèse absolument gratuite que d'invoquer ici la suppression de l'excrétion cutanée, de supposer la préexistence d'une altération produite par cette suppression, et de voir dans l'anasarque qui se développe à la suite de l'impression du froid une sorte de flux excrémentitiel supplémentaire. Si telle était alors la cause de l'anasarque, on n'aurait assurément pas manqué de l'observer chez les animaux qui ont servi aux expériences instituées par Fourcault, expériences dans lesquelles on a non-seulement supprimé la transpiration brusquement, au moyen d'enduits imperméables, mais encore introduit dans le torrent circulatoire les divers éléments de la transpiration, et ceux qui sont en excès dans le sang lorsque cette fonction est suspendue. Or, parmi les lésions qui ont résulté de ces diverses expérimentations, l'hydropisie du tissu cellulaire n'a jamais été mentionnée ; il est véritablement extraordinaire que l'auteur de ces expériences n'ait pas été frappé de ces résultats négatifs ; et que personne ne les ait signalés depuis l'époque déjà éloignée à laquelle ces recherches ont été publiées (1844). »

Nous ajouterons aux réflexions de l'auteur que nous venons de citer, que dans des expériences analogues faites par M. Claude Bernard, aucune trace d'œdème n'est signalée. Ajoutons encore que l'absence de respiration cutanée détermine bien l'asphyxie, mais jamais l'asphyxie ne produit par elle-même l'hydropisie.

Cependant nous ne pouvons pas être aussi absolu que M Besiner et nier toute espèce d'influence à la suppression brusque de la respiration cutanée, surtout dans les cas où le corps étant en sueur, est exposé subitement à l'action d'une brusque et violente réfrigération et où par conséquent il y a rétention dans le sang de produits excrémentitiels.

M. le professeur G. Sée donne une explication toute autre du mécanisme suivant lequel se font ces hydropisies *à frigore*.

Pour comprendre ce mécanisme, il faut connaître quelques détails de pathologie expérimentale : nous allons analyser rapidement les expériences sur lesquelles est basée la théorie de notre maître.

On sait que le refroidissement agit en dilatant les vaisseaux. Or, la dilatation des vaisseaux peut se produire, expérimentalement, de deux manières différentes.

Depuis les belles expériences de M. Claude Bernard et d'autres, on sait que la section des rameaux cervicaux du grand sympathique produit une dilatation manifeste des vaisseaux de l'oreille chez certains animaux, et de la moitié correspondante de la tête. Dans ces cas, c'est une dilatation vasculaire passive, par paralysie des nerfs vaso-constricteurs.

D'autres expériences très-remarquables, faites par M. le professeur Schiff (1), et celles plus récentes de M. Lovén, en Allemagne, démontrent qu'on peut

(1) *Leçons sur la physiologie de la digestion,* 1867.

arriver à produire la dilatation vasculaire par suite de l'irritation d'un nerf sensible.

M. Lovén a démontré, en outre, que dans ces cas la dilatation vasculaire ne peut pas dépendre d'une augmentation de la pression du sang, comme on serait tenté de le croire.

M. le professeur Schiff, par une autre voie que M. Lovén, était arrivé aussi au même résultat positif, c'est-à-dire que la dilatation active des vaisseaux est un phénomène indépendant de l'augmentation de la pression sanguine.

L'irritation centrale du nerf auriculo-cervical coupé, produit la dilatation artérielle des vaisseaux de l'oreille du lapin (Schiff, Lovén). Postérieurement aux travaux de Schiff, M. Snellen, qui travaillait sous la direction du professeur Donders, d'Utrecht, émit l'opinion que, la dilatation vasculaire, obtenue ainsi dans ces expériences, était constamment précédée d'une constriction fugace, pouvant cesser déjà avant l'interruption de l'irritation sensible. M. Snellen, contrairement à M. Schiff, avait considéré la dilatation vasculaire comme un effet secondaire de cette constriction initiale, constriction qui, selon lui, serait le seul résultat direct de l'irritation sensible. M. Lovén confirme l'existence de la constriction préalable aperçue par M. Snellen, mais oppose à la théorie du physiologiste hollandais une série d'observations qui montrent que, dans beaucoup de cas, cette constriction initiale manque, et que même dans les cas où elle se vérifie, la dilatation consécutive ne peut pas être causée par un état de fatigue ou d'*épuisement* des nerfs constricteurs. Ajoutons, pour bien établir la rigoureuse vérité historique des faits, que les mêmes observations et la même argumentation ont servi à M. Schiff, dès 1857, pour réfuter la théorie de M. Snellen (1).

Il ne faudrait pas croire que l'irritation exercée sur le bout central du nerf coupé doit être de longue durée pour produire la dilatation vasculaire, car, non-seulement une irritation passagère ou momentanée la détermine, mais il y a encore plus : on voit, une fois que l'irritation a cessé, la dilatation des vaisseaux faire des progrès manifestes pendant quelques minutes. M. Schiff avait vu, en effet, qu'en galvanisant, pendant une seule seconde, chez des cochons d'Inde, le tronçon central de l'auriculo-cervical coupé, on pouvait produire une dilatation des vaisseaux auriculaires qui faisait encore des progrès manifestes dix à douze minutes après l'irritation, c'est-à-dire très-longtemps après que les réactions sensibles des animaux avaient entièrement cessé.

Comme on vient de le voir, les dilatations vasculaires produites dans les expériences de M. Loven et de M. Schiff, sont des dilatations vasculaires actives déterminées par une excitation des nerfs vaso-dilatateurs.

Voyons maintenant comment le froid agirait pour

(1) Voy. *Schiff*. Loc. cit.

déterminer les infiltrations séreuses, d'après M. le professeur G. Sée. Les expériences que nous venons de citer démontrent qu'il y a des dilatations vasculaires qui ne résultent pas de paralysies, dilatations absolument indépendantes de l'épuisement et dues à une action réflexe sous l'influence de l'irritation des nerfs de la sensibilité; or, le froid est une impression sensitive pénible, douloureuse même, et comme telle produirait, par action réflexe, une dilatation vasculaire active. Ajoutons que cette sensation pénible du froid se faisant sentir sur toute la surface cutanée, il y a une dilatation générale des vaisseaux périphériques, produisant ainsi un trouble considérable dans la circulation des capillaires, capable de déterminer l'infiltration de sérosité dans le tissu cellulaire. Cette explication nous rend compte aussi de la brusquerie et de la généralisation rapide de l'hydropisie, qui, dans la plupart des cas, est, comme nous l'avons dit plus haut, une anasarque; elle nous explique aussi l'évolution simple et rapide de l'hydropisie, et parfois sa prompte terminaison.

Nous avons déjà dit qu'on observait quelquefois de l'œdème dans certaines névralgies Nous croyons qu'on peut expliquer la formation de ces œdèmes par le même mécanisme que celui que nous venons d'indiquer pour les hydropisies dues au froid. La douleur se répétant à de courts intervalles, il se trouve que l'irritation sensible du nerf est plus continue, plus prolongée, produisant ainsi une dilatation vasculaire portée à un degré suffisant pour déterminer la transsudation du serum du sang à travers les parois vasculaires.

Ainsi, ce serait là encore un phénomène nervo-vasculaire qui permettrait de faire rentrer les hydropisies *à frigore* dans la première catégorie, parmi les hydropisies d'origine mécanique. Cette explication nous paraît préférable à celle qui consiste à invoquer la paralysie des vaisseaux, ainsi qu'à celle de Virchow, reproduite par M. Jaccoud, et qui admet, en pareil cas, une circulation collatérale, fluxionnaire. Voici comment s'exprime M. Jaccoud à ce sujet (1) :

« Or, dans toutes ces circonstances, les conditions mécaniques de la circulation sont troublées de la même manière; un réseau capillaire (celui de la peau ou de la muqueuse digestive), en pleine dilatation, en pleine activité sécrétoire, subit l'impression brusque du froid. Sous l'influence de cette excitation, les vaisseaux se resserrent, la sécrétion est suspendue, et une fluxion collatérale est produite dans un réseau contigu. L'exosmose séreuse est le produit de cette fluxion anormale qui anéantit momentanément le tonus vasculaire; c'est une *hydropisie par fluxion compensatrice*. Dans la plupart des cas, c'est un réseau capillaire voisin de celui qui a subi l'action du froid qui est le siége de la fluxion hydropigène; ainsi, quand le refroidissement porte sur la peau, c'est le réseau sous-cutané qui est *forcé,* une anasarque est produite; quand le refroidissement atteint le réseau muqueux de la surface gastro-in-

(1) Traité de pathologie interne, t. I, p. 53.

testinale, c'est le réseau sous-séreux qui est fluxionné, et l'ascite a lieu. Parfois, cependant, la compensation se passe entre des réseaux éloignés ; ainsi, on peut voir l'anasarque succéder à l'ingestion des boissons froides ; on peut aussi, quoique plus rarement, observer l'ascite à la suite d'un refroidissement général, qui a porté d'abord sur les réseaux cutanés ; ces effets à distance témoignent d'une action réflexe du système nerveux vaso-moteur, mais la condition immédiate de l'hydropisie n'en reste pas moins la dilatation fluxionnaire des petits vaisseaux. »

b. — Hydropisies scarlatineuses.

Les hydropisies consécutives à la scarlatine ont été mentionnées par Daniel Sennert, qui n'a fait qu'indiquer leur existence, sans s'enquérir de leurs causes, ni du traitement à leur opposer. Depuis, la plupart des auteurs les ont également signalées, mais ce n'est qu'en 1798, qu'elles furent décrites avec quelques détails par Vieusseux, médecin à Genève, qui publia un mémoire important sur ce sujet (1). Plus tard, en 1811, Méglin (de Colmar) (2) traitait la même question et venait confirmer la plupart des opinions émises par Vieusseux. A partir de cette époque, l'anasarque scarlatineuse a été l'objet de nombreux travaux, et elle a été décrite plus par-

(1) *Mémoire sur l'anasarque à la suite de la fièvre scarlatine (Recueil de la Société de médecine de Paris, t. VI).*

(2) *Mémoire sur l'anasarque à la suite de la scarlatine (Journal de médecine, chirurgie et pharmacie, 1811, t. XXI).*

ticulièrement par les auteurs qui ont traité spécia
lement des maladies de l'enfance.

Cette hydropisie nous offre un intérêt tout particulier par l'obscurité qui règne sur sa pathogénie,
qui a été l'objet de nombreuses investigations et le
point de départ de théories plus ou moins hasar-
dées.

Elle apparaît, en général, du douzième au vingt-
cinquième jour ; on peut dire que c'est une fois que
l'éruption se sera dissipée, et quand la desquamation aura déjà commencé à se produire, qu'il faut
craindre l'apparition de l'hydropisie. Ce n'est que
dans des cas exceptionnels qu'on l'a observée avant
le dixième jour ; un de ces cas est attribué à Hufeland, qui assure avoir vu l'anasarque pendant la
période prodromique de la fièvre scarlatine. Un autre
cas est rapporté par Mercier (1) ; il y eut un œdème
des membres inférieurs, sans albuminurie, et qui ne
fut que passager, à la suite d'une affusion froide
pendant la période d'éruption.

Quant à l'intensité de l'éruption et à la gravité
générale de la maladie, elle est sans influence sur la
production de l'hydropisie. On trouve, selon les auteurs et les épidémies observées, les résultats les
plus contradictoires. En effet, la fréquence et la gravité des hydropisies scarlatineuses varient singulièrement suivant les épidémies ; dans certaines, cette
complication est très-rare ; dans d'autres, au con-

(1, Thèse inaugurale, 1862.

Angulo Heredia.   10

traire, elle est presque constante, sans qu'on en puisse trouver la raison dans aucune cause extérieure appréciable. Christison et Hoffmann citent des épidémies qu'ils observèrent comme ayant été remarquables par la fréquence de l'anasarque, malgré les précautions les plus rigoureuses prises à l'égard des malades.

Pour ce qui est relatif à l'intensité de l'éruption. comme prédisposant aux hydropisies, les auteurs ne sont pas d'accord. Les uns ont vu le plus souvent les hydropisies scarlatineuses après les éruptions générales et intenses (Rosen, Willan, Blackall, Noirot). D'autres, au contraire, les disent plus fréquentes après les éruptions très-légères et incomplètes (J. Franck, Hamilton, Wood, Piogey). On peut dire, d'une manière générale, que l'anasarque est plus fréquente à la suite des scarlatines légères qu'à la suite des formes graves, ce qu'on explique facilement jusqu'à un certain point. En effet, à la suite d'une scarlatine bénigne qui laisse, au bout de quelques jours, le malade en parfaite santé, les imprudences de toutes sortes sont bien plus fréquentes ; les sorties prématurées et les écarts de régime, plus difficiles à éviter, mettent le malade dans les meilleures conditions pour être atteint d'anasarque. Il ne faudrait pas cependant accorder une trop grande influence à l'intensité de l'éruption, car il y a des cas, comme ceux rapportés par Graves. Trousseau et plusieurs autres auteurs, où l'on trouve l'anasarque signalée sans qu'il ait eu aucune éruption, c'est-à-dire dans des cas de *scarlatine fruste*, comme on l'a désignée.

Quant à l'influence de l'âge, il est facile de comprendre que les anasarques scarlatineuses se voient souvent chez les enfants ; cela n'a rien d'étonnant, puisque la fièvre scarlatine sévit principalement sur les enfants au-dessous de 10 ans.

Examinons maintenant quelles sont les causes qui, agissant directement, ont été accusées de pouvoir déterminer l'apparition de l'hydropisie scarlatineuse. Comme on le verra, on a émis les opinions les plus diverses sur ce sujet, et il nous semble qu'il serait intéressant d'en donner un aperçu des principales, et qui ont trouvé le plus grand nombre de partisans, parmi les auteurs qui ont écrit sur cette matière.

Vieusseux, dans son mémoire, insiste surtout sur l'action du froid, cause capitale pour lui dans la production des hydropisies scarlatineuses. « J'ai vu. dit-il, de même que mes confrères, une grande quantité de ces cas (anasarques à la suite de la scarlatine), et je n'en ai rencontré aucun où l'on pût douter que la cause du mal fût ailleurs que dans l'exposition prématurée à l'air froid ou frais. » Plus loin, il ajoute : « Je ne veux pas prétendre que l'air froid après la fièvre scarlatine ne puisse jamais produire que des accidents d'anasarque ou d'hydropisie, mais je dis seulement qu'en général l'air produit l'anasarque, et que l'anasarque ne peut avoir d'autre cause. »

Méglin confirme, par ses observations, celles de Vieusseux, et admet que le froid est la cause de ces hydropisies dans la grande majorité des cas : il ajoute que l'impression de l'air chaud peut également produire l'anasarque, et il cite quelques enfants qui, pour être sortis pendant les chaleurs brûlantes du mois d'août, devinrent enflés.

L'influence pernicieuse du froid a été admise par la plupart des médecins qui ont écrit depuis Vieusseux ; cependant elle a été niée par quelques auteurs, et entre autres par le Dr Robert (de Langres), et par M. Piogey. Pour nier l'action du froid, ils rapportent quelques cas de malades qui, ayant pris toutes les précautions nécessaires et à l'abri de toute cause susceptible de produire le plus léger changement de température, n'en ont pas moins contracté une hydropisie. Des cas de ce genre ont été signalés et observés par presque tous les médecins qui se sont occupés des maladies des enfants.

D'un autre côté, il est dit que des malades se sont (exposés au froid, pendant la période de desquamation, sans qu'il en résultât pour eux aucun accident Robert (de Langres), Ollivier-Mairy).

Les quelques observations, rares d'ailleurs, rapportées par ces auteurs à l'appui de leur opinion, sont sans doute curieuses, mais elles ne prouvent rien contre l'influence du froid dans la formation de ces hydropisies, comme nous le verrons plus loin.

Comme causes déterminantes de l'anasarque scarlatineuse, on en a signalé d'autres encore : ainsi

M. Voisin, l'attribue à l'administration intempestive des purgatifs.

Hufeland, au contraire, à l'omission des évacuants.

J. Franck, à ce que certaines évacuations, principalement la diarrhée, ont été arrêtées mal à propos.

Wend, à l'emploi irrationnel des diaphorétiques.

Miquel, à l'ingestion démesurée d'aliments trop abondants et trop excitants.

Quant aux théories émises sur la cause prochaine de cette anasarque, il y en a beaucoup. La plupart étant inadmissibles aujourd'hui, nous ne ferons que les citer, et nous nous arrêterons à celles qui paraissent les plus probables.

Fischer croyait que l'anasarque scarlatineuse était due à un relâchement morbide du tissu cellulaire sous-cutané et à une sécrétion de matière gazéiforme.

Steimmig pensait qu'elle est causée par une tuméfaction purement hygrométrique de la peau.

Elle a été considérée comme une suite essentielle de la scarlatine, une dépuration analogue à la fièvre secondaire de la variole, par Plenciz, Storck et de Haen.

Copland l'attribue à une surabondance de matériaux excrémentitiels.

Robert (de Langres) et Récamier l'ont attribuée à une crise incomplète.

D'autres auteurs n'ont vu, dans l'anasarque, qu'une conséquence de l'inflammation du tissu cellulaire tout entier, inflammation qui ne serait qu'une extension de celle de la peau ; une augmentation de la sécrétion résulterait de cette inflammation et produirait ainsi l'anasarque (1).

Pour d'autres auteurs, l'hydropisie ne serait que le résultat de la perversion des fonctions cutanées causée par la scarlatine. A l'appui de cette opinion, on a dit que, pendant la scarlatine, le tissu et les fonctions de la peau étant modifiés, l'exhalation qui s'opère normalement sur la surface cutanée est supprimée ; que, dans ces circonstances, le liquide à éliminer n'étant plus rejeté au dehors, il se fait alors un flux supplémentaire dans le tissu cellulaire et dans les cavités séreuses. C'est l'opinion admise par MM. Rilliet et Barthez ; et qui serait, d'après ces auteurs, la cause principale des hydropisies.

La découverte de Wells, en 1812, qui, le premier, signala la présence de l'albumine dans les urines de quelques hydropiques, suite de scarlatine, porta certains auteurs à chercher l'explication de ces hydropisies dans une altération rénale.

Frédéric Fischer, et après lui Christison, Gregory, Hamilton, trouvèrent les reins augmentés de volume, congestionnés, à l'autopsie d'individus ayant été atteints d'anasarque scarlatineuse. M. Rayer, en France, constata les mêmes lésions. Selon lui, l'anasarque est due à une néphrite albumineuse ; cependant, il reconnaît qu'elle ne peut être invoquée dans tous les cas.

(1) Voir pour plus de détails, Bellamy, thèse inaugurale 1856.

La présence de l'albumine dans les urines, quoique signalée souvent, n'a pas été toujours observée. D'après M. Noirot, qui a réuni les observations de MM. Blache, Guersant, Baron, Becquerel, Rilliet et Barthez, les urines n'étaient albumineuses que dans un tiers des cas. Hamilton, sur 60 cas d'hydropisie scarlatineuse, n'a noté que 2 fois l'absence d'albuminurie. M. Snow constata, sur 12 malades, 10 fois l'albuminurie. Enfin, M. Legendre (1) a vu l'albuminurie exister dans tous les 14 cas d'hydropisie qu'il a observés à la suite de la scarlatine. D'après lui, si les autres auteurs ne l'ont pas notée plus souvent, cela tient à ce qu'on ne la recherche pas avec assez de soin à toutes les périodes de la maladie.

Cependant, et malgré les assertions si positives de M. Legendre, on ne peut pas nier que, dans un certain nombre de cas, l'albuminurie a manqué complètement, et on peut l'affirmer d'autant plus que les auteurs de ces observations se sont mis à l'abri de la cause d'erreur signalée par Legendre, car les urines ont été examinées plusieurs fois et avec soin et on n'y a pas trouvé trace d'albumine. Des faits de ce genre ont été signalés par Blackall, Rayer et par presque tous les observateurs modernes. Philippe (de Berlin), sur plus de 60 malades atteints d'anasarque scarlatineuse, n'a pas constaté une seule fois la présence de l'albumine dans l'urine (Jaccoud).

(1) *Recherches anatomo-pathologiques et cliniques sur quelques maladies de l'enfance.*

Tous les auteurs n'accordent pas la même importance à l'albuminurie dans la production des hydropisies scarlatineuses. MM. Guersant, Blache et Legendre, tout en reconnaissant l'existence des lésions
rénales, ne leur attribuent aucune influence dans le
développement de ces hydropisies. MM. Guersant et
Blache ne voient entre la néphrite albumineuse et
les hydropisies qu'une simple coïncidence. Pour
M. Legendre, il n'existe pas non plus de corrélation
entre l'altération rénale et l'anasarque : ce sont deux
effets d'une même cause. Lorsque des urines coagulables et une anasarque, dit-il, se sont manifestées
chez le même individu, la simultanéité même du
développement de ces phénomènes morbides nous
paraît être une preuve de leur indépendance patho-
génique.

D'après M. le professeur G. Sée, les hydropisies
scarlatineuses sont presque toujours accompagnées
d'albumine dans les urines, mais elles n'en dépendent pas exclusivement. Dans la majorité des cas, ces
deux phénomènes ne sont que l'effet d'une même
cause et on ne doit y voir qu'une simple coïncidence;
ce sont des hydropisies dues au froid, et comme les
hydropisies *a frigore*, elles sont subites dans leur
apparition et rapides dans leur développement; leur
durée est souvent courte, alors même qu'elles s'accompagnent d'albuminurie. On comprend la fréquence de cette cause et son action, car les effets
fâcheux du froid se produisent d'autant plus facilement après la scarlatine que la desquamation a rendu

la surface cutanée bien plus sensible à l'action des agents extérieurs, et que dans ces circonstances, un léger abaissement de température aura une action énergique, alors que la peau n'en aurait été nullement influencée si elle eût été protégée par son épiderme.

En général, ces hydropisies sont bénignes et guérissent souvent ; cependant la maladie peut avoir une terminaison funeste et dans ces cas c'est à une complication (l'œdème de la glotte le plus souvent) que les enfants succombent.

Nous venons de dire que, dans la majorité des cas, l'hydropisie scarlatineuse est due à l'action du froid, ce qui justifie la place que nous lui donnons dans cette troisième classe d'hydropisies névro-vasculaires de M. le professeur G. Sée.

Dans les autres cas, et alors l'hydropisie est fréquemment tardive, elle est due, d'après M. G. Sée, à l'albuminurie. Souvent, dans ces cas, l'albuminurie est précoce et quelquefois accompagnée d'hématurie. Quelques symptômes, dans ces cas, annoncent fréquemment l'apparition prochaine de l'hydropisie ; ce sont surtout la fièvre et les vomissements qui surprennent le médecin quand l'enfant paraissait déjà guéri. L'infiltration débute par la face, dans les deux tiers des cas, et souvent on ne constate que la bouffissure des paupières ; cet état peut durer quelque temps sans que l'hydropisie devienne générale et on peut voir le malade guérir sans avoir présenté d'autres infiltrations. Dans d'autres cas, l'hydropisie ne tarde pas à devenir générale, et le malade se trouve ainsi exposé à tous les accidents d'une véritable néphrite albumineuse aiguë.

c. — Hydropisies par dilatation atonique des vaisseaux.

M. le professeur G. Sée comprend dans ce groupe les hydropisies qui sont dues à la paralysie des nerfs vaso-moteurs constricteurs, qui a pour résultat de produire la dilatation des vaisseaux, élevant ainsi la tension dans le système capillaire correspondant à un degré suffisant pour déterminer la transsudation du sérum du sang à travers les parois vasculaires.

Les expériences de Ranvier nous ont déjà fait voir que la paralysie vasculo-motrice favorise singulièrement l'établissement de l'œdème.

Dans ce groupe nous rangeons les œdèmes limités aux parties paralysées et qu'on observe à la suite de lésions des centres nerveux, ainsi que celui qu'on a noté quelquefois à la suite des lésions traumatiques des nerfs.

Ce sont les hydropisies qu'on peut décrire sous le nom d'*hydrops paralyticus*.

Nous nous sommes occupé de ces infiltrations au commencement de ce dernier chapitre de notre travail et où nous avons reproduit, en les résumant, quelques observations qui nous ont paru intéressantes sur ce sujet. Ainsi nous ne saurions revenir sur ces détails sans nous exposer à des répétitions trop fréquentes.

Aussi, dans ce troisième groupe d'hydropsies vasculaires dynamiques, doivent être rangées les hydropisies décrites autrefois sous le nom d'*hydropisies nerveuses*.

Ainsi se trouvent placées ici les hydropisies qui s'observent quelquefois chez les chlorotiques et chez les hystériques ; c'est la bouffissure des chlorotiques et des hystériques celle qui constitue l'*hydrops spasticus* des auteurs. En effet, chez ces malades, le système nerveux vaso-moteur est épuisé pour ainsi dire, et par suite, il se produit une distension des vaisseaux qui provoque la formation passagère de l'*hydrops spasticus,* qui a pour caractère d'être fugace, et qui est remarquable surtout par sa marche intermittente et irrégulière.

Ne pourrait-on pas ranger dans cette classe d'hydropisies par dilatation atonique des vaisseaux l'*œdème rhumatismal*, signalé par M. Monneret, manifestation rare du rhumatisme et facilement méconnue. On l'observe le plus habituellement, dit M. Peter, sur le dos de la main, où elle constitue une saillie uniforme, occupant toute la face dorsale de la région, n'étant limitée ni aux gaînes tendineuses, ni aux surfaces articulaires, et par suite se trouvant indépendante d'une inflammation des synoviales ; n'étant accompagnée ni de rougeur, ni de douleur évidente, et par suite procédant bien plus de l'hypercrinie que de la phlegmasie, et siégeant d'ailleurs très-évidemment dans le tissu cellulaire sous-cutané ?

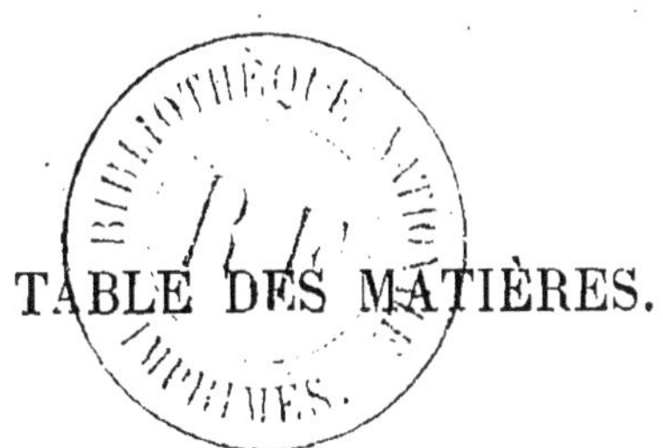

TABLE DES MATIÈRES.

Paris. A. Parent, imprimeur de la Faculté de Médecine, rue M'-le-Prince. 24

www.ingramcontent.com/pod-product-compliance
Ingram Content Group UK Ltd.
Pitfield, Milton Keynes, MK11 3LW, UK
UKHW021224140726
13695UKWH00002B/733

9 782014 042757